tredition
www.tredition.de

Buch: Plötzlich Diabetes
Von Jutta Schütz, geboren 1960 in Lebach im Saarland, lebt heute als Autorin mit ihrer Familie in Bruchsal.
Andere Bücher:
2008 - Wunder brauchen Zeit (Belletristik)

Ein herzliches Dankeschön an Volker R.

Für Renate: Danke, dass es Dich gibt.

Und einen lieben Gruß an meine liebe Freundin Inge Z.

Jutta Schütz

Plötzlich Diabetes

und wie ich mich wieder davon befreien konnte

Mein Tagebuch mit Rezeptteil

tredition

www.tredition.de

 Verlag: tredition GmbH
www.tredition.de
Printed in Germany

ISBN: : 978-3-86850-044-8

Bibliografische Information der Deutschen Nationalbibliothek
Die Deutsche Nationalbibliothek verzeichnet diese Publikation in der Deutschen Nationalbibliografie; detaillierte bibliografische Daten sind im Internet über http://dnb.d-nb.de abrufbar.

Inhaltsverzeichnis

Mein Tagebuch

Kohlenhydratarme Rezepte

Vorwort:

Liebe Leser!

Sie haben dieses Buch gekauft, weil Sie der Überzeugung sind, dass es im Leben durchaus Wunder geben kann.

Ich möchte hier aber ausdrücklich darauf hinweisen, dass ich kein „Arzt der Medizin“ bin. Es sind **„meine persönlichen“** Erfahrungen mit dieser Krankheit und wie ich es geschafft habe, meine Blutwerte wieder in den normalen Bereich zu bekommen.
Jeder Mensch ab dem 18. Lebensjahr, der nicht entmündigt wurde, ist selbst für sich verantwortlich.
Ich brauche bis heute keine Tabletten und auch kein Insulin zu nehmen.
Leider streiten sich immer noch die Wissenschaftler darum, ob Diabetes Zwei heilbar ist oder nicht.

Aus diesem Grunde habe ich für mich selbst entschieden und ich behaupte:
Dass ich vom Diabetes 2 geheilt bin.

Mein Tagebuch

Dienstag, 31. Juli 2007

Heute war ein sehr schrecklicher Tag für mich.

Von meinem Hausarzt erhielt ich nach einer Routineuntersuchung die Diagnose: **Diabetes Zwei!**

Ich musste mich sehr zusammen reißen, dass ich den Erklärungen des Arztes überhaupt folgen konnte.

Er befragte mich, ob ich starken Durst hätte, was ich verneinte. Ebenso hatte ich auch keinen Drang, ständig zur Toilette zu müssen.

ABER: Ich fühlte mich schon seit Monaten abgespannt und müde und konnte mir meine ständig wechselnden Depressionen nicht so richtig erklären.

In drei Wochen sollte ich wieder kommen und man wird mich auf Tabletten einstellen, sagte er mir beim Abschied.

Ich fragte ihn, was ich denn sonst machen könnte und er meinte, dass ich die Kohlenhydrate weg lassen sollte.

Die zwanzig Minuten Fußmarsch nach Hause ging ich wie in einem Nebel und ich war sehr schockiert.

Ich soll jetzt Diabetikerin sein!

Warum ich?

Ich sah die Menschen vor mir, die sich täglich Insulin spritzen mussten, und die ich immer darum bedauert hatte. Und jetzt sollte ich auch zu diesen Menschen gehören?

Immer noch geschockt setzte ich mich zu Hause an meinen PC und informierte mich, was Diabetes ist und wie es entsteht.

Als abends mein Mann nach Hause kam, hatte ich schon stundenlang darüber gelesen.

Ich wusste, dass am Anfang beim Diabetes 2 die Beschwerden völlig fehlen können und dass sich der Diabetes schleichend entwickeln würde.

Vor einem Jahr waren meine Blutwerte noch in Ordnung. Damals erzählte mir ein anderer Arzt, dass ich wohl nie an Diabetes erkranken würde, da ich sehr gute Blutwerte hätte.
Ich erinnere mich an das Sprichwort: Sage niemals nie!
Ich war so aufgewühlt, dass ich nicht zu Bett gehen konnte und setzte mich immer wieder an den PC und sah mir weitere Berichte im Google an.
Nach den Schätzungen der Internationalen Diabetes Föderation (IDF) leiden weltweit 246 Millionen Menschen an Diabetes. Laut IDF steht Deutschland aktuell mit 7,4 Millionen Diabetikern auf Platz 5 im internationalen Vergleich.
90% von ihnen sind an Typ 2 erkrankt.
Bereits 2004 wurden 6,4 Millionen Menschen wegen eines Diabetes behandelt und 1,9 Millionen davon mussten Insulin spritzen.

Mittwoch, 01. August 2007
Ich hatte in der Nacht nicht gut geschlafen und ich fühlte mich sehr, sehr schlecht.
Direkt nach dem Frühstück, aber was heißt Frühstück, ich habe überhaupt nichts gegessen, setzte ich mich wieder an den PC um weiter zu lesen.
Man muss nicht alles wissen, aber man sollte wissen, wo man nachsehen kann um sein Wissen zu erweitern.
Was hatte mein Arzt gesagt? Ich solle die Kohlenhydrate weg lassen!
Was sind eigentlich Kohlenhydrate?
In einem Bericht las ich, dass Kohlenhydrate einfach gesehen „Zucker“ sind.
Ich wusste schon lange, und bestimmt viele andere Menschen auch, dass gerade Zucker für Diabetiker nicht gut ist.
Zucker ist Glukose und eigentlich das wichtigste Kohlenhydrat im Körper, welches die Energie liefert.

Essen wir Zucker, wird er in Glukose umgebaut, die gespeichert und verbraucht wird.
In dem Bericht erklärten sie, dass es unverdauliche und verdauliche Kohlenhydrate gibt.
Die unverdaulichen würden zu den Ballaststoffen gehören und die verdaulichen spalten sich im Darm auf, werden aufgenommen und gelangen anschließend über die Blutbahn zu den Zellen.
Wichtig für den Körper ist die gleich bleibende Versorgung mit Glukose. Diese Blutzuckerkonzentration wird reguliert von dem Hormon Insulin.
Die Kohlenhydrate findet man in pflanzlichen Produkten wie Nudeln, Reis, Brot (alle Getreideprodukte), Gemüse und Obst.
Ich habe den ganzen Tag damit verbracht, medizinische Berichte über Ernährung zu lesen und wusste immer noch nicht so richtig, was ich denn jetzt essen sollte.
Es waren ja überall Kohlenhydrate drin, außer in Fleisch.
Da wurde sogar behauptet: Dass man durch zu viele Kohlenhydrate Krebs bekommen konnte.
Mir fiel jetzt ein, dass ich in meiner Kindheit immer dieses Tischgebet:
„Vaterunser. Unser tägliches Brot gib uns heute....."
beten musste und meine Mutter mit einem Messer auf der Rückseite des Brotes ein Kreuz einritzte, bevor sie es anschnitt.
Im Fleisch sind keine Kohlenhydrate drin, aber ich höre seit vielen Jahren, dass es nicht gut ist, viel Fleisch zu essen.
Und was soll ich jetzt essen?

Donnerstag, 02. August 2007
Heute ist mein 47. Geburtstag!
Und ich bin Diabetikerin!
Mein Gott, was für ein Drama, denke ich mir. Und ich denke auch an meine liebe Freundin Inge, die seit 10 Jahren diese Krankheit hat und dies so positiv meistert. Das gibt mir etwas Mut!

Diesen Geburtstag wollte ich nicht feiern. Der war jetzt gestrichen und ich sagte allen Freunden ab.
Ich durfte ja eh keinen Kuchen essen!
Stattdessen setzte ich mich wieder an den PC.
Irgendwie kam ich auf einen Bericht, wo behauptet wird, dass sich der Cholesterinspiegel erhöht, wenn der Mensch zu viele Kohlenhydrate isst.
Aber, wurde nicht immer behauptet, dass sich der Cholesterinspiegel durch zu viele Eier und tierische Produkte erhöht?
Je mehr ich las, umso mehr verwirrter wurde ich. Mir rauchte der Kopf.
Da gab es Berichte, dass man viel Vollkorn (auch Kohlenhydrate) und wenig tierische Fette und Fleisch essen sollte.
Diese Berichte waren die Gegner von den Berichten, in denen behauptet wurde, dass zu viele Kohlenhydrate im Getreide (Brot, Nudeln), Kartoffeln, Reis nicht gut seien.
Wie soll da ein Mensch noch durchblicken, der nicht Medizin studiert hat?
Wissenschaftler, Doktoren, Professoren hatten unterschiedliche Meinungen!
Jetzt war ich komplett durcheinander.

Freitag, 03. August 2007
Mein Gott bin ich froh, dass ich meine Freundin Renate habe. Sie wusste, dass es mir schon seit Monaten nicht gut ging, und als ich ihr gestern die Diagnose mitteilte, sagte sie zu mir, dass ich mich mit meiner Familie ins Auto setzen sollte und zu ihr ins Saarland kommen soll.
Ich erledigte alle Dinge, wie Koffer packen, Haushalt führen, Kochen in einem Nebel. Es gab mich gar nicht richtig, ich stand nur noch neben mir.
Als wir nach zwei Stunden Autofahrt in Fraulautern ankamen, nahm mich meine Freundin erst einmal in die Arme und drückte

mich lange. Zur Entspannung fuhren wir zwei Frauen in ihrem großen Cabriolet durch das schöne Saarland.
Es tat gut, die Sonne auf meiner Haut zu spüren, den Wind in meinen Haaren zu fühlen und meine Freundin an meiner Seite zu wissen.

Sonntag, 05. August 2007
Heute war mein Hochzeitstag!
Und ich habe Diabetes!
Seit gestern esse ich keine Kartoffeln, Reis oder Nudeln mehr. Renate hat extra ganz anders gekocht und es hat, obwohl ich diese Beilagen weggelassen habe, köstlich geschmeckt.
Diese Tage mit ihr taten mir sehr gut und gaben mir neue Energie. Und so fuhren wir Sonntagabend wieder zurück nach Hause.

Montag, 06. August 2007
War ich so froh, dass wir seit Weihnachten Internet hatten. Ohne dieses hätte ich mich nicht so viel informieren können. Wer kauft denn schon tausend Sachbücher? Einmal ganz abgesehen von dem Geld, was dies alles kosten würde.
Da stand in einem Bericht, dass wir Erwachsene zu wenig Laktase (ein Enzym) haben, um den Milchzucker, die Laktose, zu verdauen. Somit kommt der Milchzucker unverdaut in den Dickdarm und es kommt zu einer Übersäuerung im Dickdarm. Ich lese auch, dass manche Ernährungswissenschaftler vor Vollwertkost warnen. Aber das ist ja das Gegenteil von dem, was ich in der letzten Zeit gehört und gelesen habe!
Ja, was ist denn jetzt richtig?
Die Verwirrung war sehr groß für mich.
Aber die Richtung mit „wenig tierische Produkte“ habe ich ja schon ausprobiert, schließlich lebe ich seit vielen Jahren danach. Damals dachte ich, dass das gesund sei.

Habe ich jetzt vielleicht Diabetes, weil ich zu viele Kohlenhydrate gegessen habe?
In einem Bericht wurde behauptet, dass Getreidefasern (Kleie) dem Darm schaden. Fasern aus Obst und Gemüse hingegen besser wären.
Nach Dr. Wolfgang Lutz soll der Mensch jeden Tag nur ca. 6 Broteinheiten zu sich nehmen. Das entspricht etwa dem täglichen Zuckerverbrauch des Gehirns.
Das heißt: pro 1 kg Körpergewicht (pro Tag) 0,8 g Kohlenhydrate. Das wäre für einen 70 kg Menschen ca. 50 - 70 g Kohlenhydrate täglich.

Dienstag, 07. August 2007
Auch diesen Tag verbrachte ich an meinem PC und es war mir egal, dass die Hausarbeit liegen blieb.
Mein Gott, was sollte ich nur tun? Die einen sagen so, die anderen das Gegenteil. Und alle waren es Ernährungswissenschaftler. Wenn die sich schon nicht einig waren, was soll ich dann sagen?
Ich musste es einfach auf einen Versuch ankommen lassen, denn schließlich bin ich für mich selbst verantwortlich, außerdem auch für meine Familie.

Mittwoch, 08. August 2007
Seit der Rückkehr aus dem Saarland esse ich zum Frühstück jeden Tag 2 Eier, 1 Tomate, 1 rohe Karotte, 1 Apfel.
Das Mittagessen ist kein Problem, ich lasse einfach die Beilagen wie Nudeln, Reis und Kartoffeln weg. Abends gibt es Salat und 1 Wiener-Würstchen.
Aber das Brot fehlt mir so sehr am Morgen und ich frage mich, wie ich das aushalten soll.

Donnerstag, 09. August 2007
Es wird immer schwerer, morgens auf Brot zu verzichten. Sollte ich vielleicht doch so ein Vollkornbrötchen essen? Vollkorn ist doch gesund! Gerade eben habe ich das wieder in einer Zeitschrift gelesen.
ABER: Ich habe nicht die ganzen Berichte vergessen, die mir was anderes gesagt haben.
Nein, ich werde auch kein Vollkornbrötchen essen.
Heute Morgen habe ich dann einen Naturjoghurt gegessen und einen Apfel dazu.
Irgendwie meine ich, dass ich an Entzugserscheinungen leide, denn ich komme mir etwas überdreht vor. So als ob ich mich an einer Steckdose aufgeladen hätte und jetzt nicht weiß, wohin mit dieser Energie.
Ich habe gelesen, dass, wenn man die Kohlenhydrate reduziert, der Körper mehr Eiweiß verwerten kann.
Natürlich esse ich jetzt mehr tierische Produkte, ich muss ja irgendwie das Getreide ersetzen. O je, ich bekomme Angst, dass es mir schaden wird. Aber komischer weise, habe ich kein Völlegefühl mehr nach den Mahlzeiten und auch diese ständigen Blähungen haben sich gebessert.
Ich wundere mich, dass ich plötzlich gegen 5 Uhr am Morgen ohne Wecker wach werde und wieder viel besser aus dem Bett komme.
Immer noch verbringe ich Stunden am PC um über die Ernährung, den menschlichen Körper, die Organe und den Stoffwechsel zu lesen.
Der Mensch wäre an die tierischen Fette genetisch viel besser angepasst, als an Pflanzenöle. Es wird betont, dass fettarme Diäten krank machen würden.

Freitag, 10. August 2007
Seit einigen Tagen esse ich kein Brot mehr.
Die Brötchen fehlen mir sehr am Morgen und es fällt mir schwer, darauf zu verzichten.
Seit Stunden lese ich wieder am PC und dieses Mal verwirrt mich ein Bericht, indem drüber geschrieben wird, dass das Obst doch nicht so gesund sein soll, wie man sagt.
Früchte vitalisieren einen Afrikaner im heißen Klima, dagegen aber würden sie einen Eskimo devitalisieren. Obst wäre nicht für alle gut. Je heißer das Klima, desto besser verträglich seien die Früchte. Es wird empfohlen, das Obst immer auf nüchternem Magen zu essen.

Samstag, 11. August 2007
Ich habe wieder Lust, Sport zu machen, denn ich schnaufe nicht mehr so, wenn ich die Treppen rauf gehe. Außerdem merke ich, dass meine Hosen weiter geworden sind. Ich müsste mich wirklich mal auf die Waage stellen.
Ein Schreck!
Ich habe 4 Kilogramm abgenommen. Ich werde doch nicht krank sein? Wie kann ich abnehmen, wenn ich abends noch eine große Portion Hähnchen mit Salat gegessen habe? Früher habe ich öfters auf das Abendessen verzichtet, und nur eine Scheibe Brot gegessen.
Und was mir auch noch auffällt, ich habe seit ein paar Tagen keine Tabletten gegen Sodbrennen gebraucht. Und diese Säureblocker waren in der letzten Zeit mein ständiger Begleiter.
Man hatte mir immer gesagt, dass ich Sodbrennen mit unter auch von tierischen Produkten bekomme. Ich bin jetzt sehr irritiert.
In einem Bericht wird behauptet, dass Brot schuld dran sei dass so viele Menschen Magen-Darm-Probleme hätten. Und zwar wegen des Phosphors, wegen dem Gluten, aber auch wegen der erhitzten

Stärke. Diese Stärke würde gären und dadurch eine ausgezeichnete Nahrung für Pilze und Bakterien darstellen.

Sonntag, 12. August 2007
Die Brötchen am Morgen fehlen mir immer mehr und den Quark und die Eier habe ich langsam satt. Ich will schon gar nicht mehr frühstücken und koche stattdessen früher das Mittagessen. Aber das ist ja auch nicht die Lösung.
ABER: Ich spüre, dass es mir von Tag zu Tag besser geht, seit ich diese Kohlenhydrate weg lasse.
Der PC ist jetzt täglich an meiner Seite und ich lese und lese. Heute erfuhr ich in einem Artikel, dass es am besten sei, rohes Fleisch zu essen! Dieser Saft, der beim Braten entsteht (auch Fleischsuppe), wäre schädlich. Den sollte man weg schütten.
Und was passiert dann mit der Rindfleischsuppe, die ich so gerne mag? Na ja, wenn ich die dann noch zwei Mal im Jahr mache, kann es ja nicht schaden. Aber rohes Fleisch? Nein Danke. Das kann mich jetzt nicht überzeugen.
Zum Schluss fiel mir ein Satz am Ende eines Berichtes auf, indem geschrieben wird:
Wer will, findet einen Weg, wer nicht will, findet eine Ausrede.

Montag, 13. August 2007
Ich stehe immer noch früh morgens gegen 5 Uhr auf, ohne Wecker und bin sofort hell wach. Mein Mann, der mich vorher immer wecken musste, wundert sich schon und macht sich langsam Sorgen. Aber ich fühle mich den ganzen Tag über fit und denke sogar wieder daran, laufen zu gehen.
Mein Gott, früher habe ich zwei Mal in der Woche bis zu 15 km gejoggt.
Im Moment lasse ich das Frühstück weg, denn ich kann keine Eier, Joghurt, Quark und Wurst mehr sehen. Ich mache mir langsam Sorgen um meinen Cholesterinspiegel, weil ich doch viel mehr tie-

rische Produkte esse. Aber ich esse auch viel mehr rohe Möhren, Paprika, Gurken, Tomaten und Salat sowie Gemüse.
Ich möchte auf Öl soweit verzichten und lege jetzt das Fleisch in die heiß gewordene Pfanne. Besonders Geflügel und Hackfleisch kann man sehr gut ohne Öl braten.
Abends, nachdem meine Tochter im Bett liegt, gehe ich jetzt regelmäßig an meinen PC um mich weiter zu informieren. Dabei stoße ich auf einen Bericht, der in einem Forum geschrieben wird.
Dort berichtet eine Frau, dass sie von ihrem Arzt aus vor einem halben Jahr auf die Ernährung LOGI gesetzt wurde, weil ihr Cholesterinspiegel über 280 war. Innerhalb 2 Monaten war er dann runter auf 250 und auch ihr Blutdruck hätte sich normalisiert, sowie ihre vorher erhöhten Harnsäure-Werte.
Was ist das für eine Ernährung, diese LOGI?

Dienstag, 14. August 2007
Heute Morgen war ich wegen einer Blutabnahme bei meinem Arzt und man hat mir wieder den Nüchternblutzuckerspiegel gemessen. Von 175 (am 31.07.07) ist er zurückgegangen auf 150.
Mein Arzt war begeistert, hat mich gefragt, was ich gemacht habe. Eigentlich wollte er mich heute auf Tabletten einstellen, aber jetzt will er noch auf das neue Ergebnis vom Labor warten. Er gibt mir ein Blutzuckerspiegel-Messgerät mit, das mir seine nette Sprechstundenhilfe genau erklärte. Ich soll jetzt an mehreren Tagen ein so genanntes Tagesprofil erstellen.
Es geht mir immer besser. Meine Depressionen sind total verschwunden und ich fühle mich viel wohler.
Aber ich soll doch Diabetes 2 haben! Ich bin doch krank! Außerdem fällt mir wieder auf, dass ich immer noch keine Säureblocker brauche.
Seit gestern Abend lese ich in einem Forum (ist eigentlich ein Abnehmforum) viele Berichte, auch von Diabetikern, die durch LOGI bessere Werte bekommen haben. Andere schreiben, dass sie durch

diese Ernährung, viele Pfunde verlieren und sich so gut wie nie fühlen würden.
Ich war auf meine Ergebnisse am 24. dieses Monats gespannt.

Mittwoch, 15. August 2007
Ich habe wieder angefangen, zum Frühstück einen Joghurt und einen Apfel zu essen. Zum Mittag gibt es einen Blumenkohl mit Käse überbacken. Dazu einen Salat. Abends dann habe ich doch wieder Lust auf Fleisch und esse 2 Wiener-Würstchen zu einem Salat. Ich richte mich jetzt ganz nach meinem Bauchgefühl.
Natürlich lese ich wieder in diesem Forum und es geht um Kohlenhydratarme Diäten. Dafür gibt es die Abkürzung LC, was Low Carb heißen soll.
Und man spricht davon, nur 3 Mahlzeiten am Tag zu sich zu nehmen und darauf zu achten, dass zwischen jeder Mahlzeit 5 Stunden liegen. Das würde unkontrolliertes Knabbern vermeiden.

Donnerstag, 16. August 2007
Heute wird der erste Tag sein, wo ich nur noch drei Mahlzeiten zu mir nehmen möchte. Mal sehen, wie es funktioniert.
Beim Einkaufen heute Morgen bin ich an einer Bäckerei vorbei gekommen und es hat so gut nach frischen Brötchen gerochen. Mein Gott, hätte ich Lust gehabt, hinein zu beißen.
Oder so ein saftiges Kaffeeteilchen (im Saarland sagen wir dazu Kaffeestückchen).
Abends lese ich in diesem Forum weiter, dass man, wenn man schnell abnehmen will, nur maximal 35 Kohlenhydrate pro Tag zu sich nehmen sollte. Wer sein Gewicht halten möchte, dagegen 60 KH (Kohlenhydrate) essen darf.
In dieser Ernährung dürfte man sogar am Morgen eine Scheibe Brot essen.
Nein danke, darauf werde ich auch in Zukunft verzichten, auch wenn mir das sehr schwer fällt.

Freitag, 17. August 2007
Das Einhalten der drei Mahlzeiten fällt mir sehr schwer, aber ich tröste mich damit, dass ich so viel zu jeder Mahlzeit essen kann, bis ich satt bin. Ich habe jahrelang gehört, dass man fünf kleine Mahlzeiten pro Tag zu sich nehmen sollte.
Komisch ist nur, dass ich irgendwie schneller satt bin, seit ich keine Kohlenhydrate mehr esse.
Der Heißhunger ist total verschwunden, habe überhaupt keine Blähungen mehr und der leichte Schwindel am Anfang ist auch weg.

Samstag, 18. August 2007
Ich war heute Morgen im Supermarkt einkaufen. Zum ersten Mal habe ich mir die Kohlenhydrat-Angaben auf den Lebensmitteln angesehen und nicht die Kalorientabelle. Da gab es Essig-Gurken, die auf 100 g - 10 g Kohlenhydrate haben, aber andere Gurken nur 2 g KH auf 100 g. Joghurt hat schon 8 g KH auf 100 g wo dagegen der Quark nur die Hälfte KH hat.
Im Forum habe ich gelesen, dass man auch Nüsse zwischendurch naschen darf. Die habe ich wegen ihrer Kalorien immer gemieden. Nun stand ich vor dem Regal und schaute nach Erdnüssen. Und da muss man auch noch aufpassen, denn es gibt auch welche mit Ummantelungen oder welche mit Glutamat. Ich habe mir auch eine Dose Macadamia Nüsse gekauft, die noch weniger KH haben als Erdnüsse. 50 g dieser Nüsse, könnte man schon am Tag essen.

Sonntag, 19. August 2007
Zum Frühstück gab es heute Morgen ein amerikanisches Rührei mit Speck. Dazu habe ich einen großen Rohkostteller gereicht mit Möhren, Paprika, Tomaten, Salatgurken, Radieschen, alles in Streifen geschnitten. Anschließend ging es auf eine lange Radtour. Wir waren viele Stunden satt bis zum frühen Abend.
Abends habe ich in den Rezepten vom Forum gestöbert und war sprachlos, dass man mit Mandelmehl Brötchen backen konnte.

Aber schmecken die nicht Süß? Gemahlene Mandeln kannte ich nur bei süßem Gebäck. Gleich morgen würde ich mir alle Zutaten kaufen gehen.

Montag, 20. August 2007
Mein Blutzuckerspiegel zeigte heute Morgen 120 an. Ich war Happy. Dann kann doch diese Ernährung, die sich LOGI nennt, doch gar nicht so verkehrt sein! Aber was wird mein Cholesterinspiegel sagen?
Nach meinem Frühstück, ich hatte Hüttenkäse mit Apfelstückchen und fl. Süßstoff, machte ich mich auf den Weg zum Einkaufen.
Natürlich war ich ganz gespannt, wie die Brötchen wohl schmecken würden.

Hier das Rezept:
Ich nenne sie mal Körnerbrötchen.
3 Eier
120 g Joghurt
50 g geschmolzene Butter
1 TL Natron
½ TL Salz
400 g Mandeln (gemahlen)
100 g Sonnenblumenkerne
100 g Sesam

Ich habe die Eier und den Joghurt cremig geschlagen und die geschmolzene, abgekühlte Butter, Salz und Natron untergerührt. Dann noch Mandeln und die Körner zugefügt.
Aber anstatt es in eine Kuchenform zu füllen, dachte ich mir, gebe ich den Teig in die Muffin-Form. Bei 175 Grad habe ich sie 45 Minuten gebacken. Hat das so herrlich gerochen. Ich war ganz gespannt, wie die Brötchen schmecken würden.

Sie schmeckten köstlich. Ich schmierte mir etwas Butter drauf, die ich ja auch wieder essen konnte, und legte mir eine Scheibe Käse drauf und ein paar Scheiben Salatgurke.
Einfach super!
Mein Gott, jetzt hatte ich endlich wieder Brot zum Frühstück. Nur das nächste Mal werde ich mir die doppelte Menge backen und einfrieren.

Dienstag, 21. August 2007
Mein Frühstück heute Morgen war einfach toll. Ich bin total begeistert. Die Muffins habe ich in der Mitte durch geschnitten und eine Hälfte mit Salami und die andere Hälfte mit Käse gegessen. Dazu eine halbe Paprika und eine Tomate. Hat das so gut geschmeckt.
Von meiner Freundin Claudia habe ich heute ein dickes Lob bekommen, für mein Durchhalten. Ja, jetzt ist es auch noch leichter, wo ich doch so was wie einen Brotersatz habe.
Auch meiner Familie schmecken meine Brötchen sehr gut.

Mittwoch, 22. August 2007
Mein Abendprogramm sieht jetzt so aus, dass ich mich im Forum nach weiteren Rezepten und Berichten umsehe. Außerdem bekomme ich jetzt immer Antwort auf meine Fragen, was die Ernährung LOGI angeht.
Sie schreiben, dass man koffeinfreien Kaffee trinken sollte, weil das Koffein das Abnehmen behindern würde. Ebenso bei all den verschiedenen Cola-light Getränken.

Donnerstag, 23. August 2007
Heute Morgen hätte ich auch wieder mein Tischgebet sprechen können: Vaterunser gib uns unser tägliches Brot....
Diese Körnerbrötchen schmecken auch prima mit Quark und Radieschen drauf.
Ich blühe wieder neu auf und habe auch wieder angefangen, an meinem Roman: „Wunder brauchen Zeit" zu schreiben, den ich seit 4 Jahren in der Schublade liegen habe.

Freitag, 24. August 2007
Mein Blutzuckerspiegel liegt bei ca. 118 am Morgen. Ist das nicht schon fast normal? Mein Mann und meine Tochter freuen sich auch darüber und spornen mich an, weiter zu machen.
Vielleicht brauche ich doch keine Tabletten zu nehmen?

Samstag, 25. August 2007
Ich werde jetzt mutiger was das Backen angeht und habe mir im Reformhaus Kichererbsenmehl gekauft. Ich will Pizza machen. Die fehlt mir auch. Natürlich muss meine Familie dieses Gericht auch probieren.

200 g Kichererbsenmehl
1 Prise Salz
4 Eier
¼ Liter Mineralwasser
Ich habe den Teig angerührt und noch etwas mit Wasser verdünnt und ½ Stunde ziehen gelassen.
Auf die dünnen Pfannkuchen strich ich etwas Tomatenmark aus der Tube und belegte sie mit frischen Tomaten, Gewürze, dünne Scheiben Champignons, ein paar Scheiben Salami und oben drauf Käse. In 20 Minuten waren sie bei 200 Grad fertig gebacken.

Mein Mann hat zwar gemeint, dass sie nicht so wie richtige Pizza schmeckten, aber auch gut wären.
Ich finde, sie sind ein toller Ersatz für Pizza.

Sonntag, 26. August 2007
Heute backe ich mir einen Vorrat von den Körnerbrötchen und den Kichererbsenpfannkuchen und werde sie einfrieren.
Ich hatte einen Blutzuckerspiegel von 110 heute Morgen, also haben diese Speisen mir nicht geschadet.
Im Google gibt es jede Menge Berichte über LOGI und auch viele Bücher darüber, die aber leider sehr teuer sind. Und viele Rezepte wären auch nicht drin.
Ich habe wirklich ganz viele liebe Freundinnen, mit denen ich über mein momentanes Hauptthema: LOGI reden kann. Sie loben mich, weiter zu machen und sind erstaunt, dass es solch eine Ernährungsumstellung gibt.

Montag, 27. August 2007
Die „normalen" Brötchen fehlen mir nicht mehr. Auch die Pizza nicht. ABER: Ich würde doch gerne auch mal wieder ein Stück Kuchen essen.
Leider ging das gestern schief, mit dem Backen eines Käsekuchens. Das Rezept hörte sich so lecker an, das ich mir aus dem Forum heraus gesucht hatte. Der Kuchen fiel nach dem Backen komplett zusammen und schmeckte nach Gummi.
Nein, das konnte man wirklich nicht essen.

Dienstag, 28. August 2007
Eben hat mich Renate angerufen und mich gefragt, ob ich immer noch diese LOGI-Diät machen würde. Sie könnte nicht auf ihren geliebten Reis oder Kartoffeln verzichten und lobte mich, dass ich so eisern sei.
Zur Kaffeezeit hätte ich wirklich gerne ein Stück Kuchen!

Ich werde mir diese Kekse, wovon so viele in diesem Forum schwärmten, auch einmal backen.

200 g geschmolzene Butter
1 Päckchen Backpulver
5 EL flüssigen Süßstoff
1 kl. Fläschchen Backaroma-Vanille
200 g gemahlene Mandeln
200 g Eiweiß-Pulver
6 Eier
30 Minuten bei 180 Grad gebacken.

Aber was ist dieses Eiweiß-Pulver und wo bekomme ich das her? Im Forum erklärten sie mir, in vielen größeren Supermärkten ist das Pulver für ca. 8-10 Euro zu erhalten und gilt als Mehlersatz.

Mittwoch, 29. August 2007
Meine Welt ist fast wieder in Ordnung. Mir geht es blendend wie schon lange nicht mehr. Ich könnte Jeden umarmen und ich bin so froh, dass ich auf diese Ernährungsumstellung gestoßen bin. Heute bin ich mir ganz sicher, dass das für mich das Beste war, was mir in der letzten Zeit passiert ist.
Die Diagnose Diabetes hat für mich den Schrecken verloren.
Und diese Kekse sind einfach mega, super, super lecker! Ich habe mir heute Nachmittag drei Kekse genehmigt zu einem kleinen Milchkaffee (wenig Milch).

Donnerstag, 30. August 2007
Ich war heute Morgen wieder bei meinem Hausarzt und er war mehr als zufrieden mit mir. Ich musste ihm erzählen, welche Ernährungsumstellung ich mache.
Er entschied, dass ich vorerst keine Tabletten zu nehmen brauche und ich sollte mich in der Diabetiker-Schulung anmelden.

Freitag, 31. August 2007
Meine Freundin Helga aus Bad-Neuenahr hat mir heute erzählt, dass eine Bekannte durch so eine Kohlenhydratarme Ernährung viel bessere Rheumawerte bekam und ihre Tabletten um die Hälfte reduzieren konnte. Wow, dachte ich, auch dagegen ist „LOGI“ gut. Im Google fand ich auch noch einen weiteren Bericht, indem die positive Wirkung dieser kohlenhydratarmen Ernährung bei Migräne Patienten beschrieben wurden.

Samstag, 01. September 2007
Ich habe gute Unterstützung durch meine Familie und meine lieben Freunde, die mich immer wieder loben und es großartig finden, dass ich so leben kann. Fast alle sagen sie mir, dass sie selbst nicht ohne Brot, Kartoffeln und Co. auskommen könnten. Doch, es geht! Ich bin doch das beste Beispiel.
Ich sehe die Diagnose „Diabetes“ nicht mehr als Negativ an, sondern es war wohl der Hammer von Oben, dass (s)ich etwas ändern musste!

Montag, 03. September 2007
Heute habe ich zum ersten Mal einen Kuchen gebacken, den ich selbst essen darf.

80 g geschmolzene Butter
1 Fläschchen Backaroma-Vanille
2 EL flüssigen Süßstoff
5 Eier
230 g Mandelmehl
1 Pack Backpulver
3 gut gehäufte EL Eiweißpulver
3 gut gehäufte EL Mascarpone
3 gut gehäufte EL Quark
Bei 160 Grad 50 Minuten backen.

Mein Gott, das war der beste Kuchen, den ich jemals gegessen habe.

Dienstag, 03. September 2007
Natürlich gab es heute zum Frühstück ein Stück Kuchen, und darauf habe ich noch zwei Esslöffel Quark getan. Ganz, ganz, lecker, kann ich nur sagen.
Die Nebenwirkungen dieser Diät, die ja keine Diät ist, sondern eine Ernährungsumstellung, hat mir auch 6 kg weniger auf der Waage gebracht. Das ist doch ein positiver Nebeneffekt!

Mittwoch, 04. September 2007 – 22. September 2007
Ich lebe „ohne Ausnahme“ nach den Richtlinien der LOGI-Ernährung.
Zum Frühstück gibt es abwechselnd mal weiche Eier oder ein Körnerbrötchen, oder die Kekse, oder auch ein Stück Kuchen, Quark, Hüttenkäse oder Joghurt mit Obst.

Sonntag, 23. September 2007
Gestern Abend bin ich auf Berichte gestoßen, die mich wieder verwirrt haben. Jetzt weiß ich wieder nicht, ob ich auf dem richtigen Weg bin mit meiner LOGI-Ernährung. Ich komme mir so hilflos vor und ich bin hin und her gerissen.
Zum Frühstück gab es nichts zu essen, denn ich weiß gar nicht mehr, was ich noch essen soll.
Zum Mittagessen habe ich jetzt Geflügel im Backofen und dazu wird es einen Rohkostteller geben und einen Blumenkohl, ganz ohne Soße, nur mit wenig Butter.
Gegen Abend finde ich einen Bericht im Internet, in dem steht, dass die Harvard Universitätsklinik in Boston (USA) eine neue Ernährungsempfehlung formuliert: Die Logi-Methode.
LOGI würde den Blutzuckerwert bei Diabetikern senken und würde so die Medikamente reduzieren.

ABER: Diese Ernährungsform entspricht aber nicht den Leitlinien der DGE (Deutsche Gesellschaft für Ernährung) und würde daher von den Krankenkassen nicht unterstützt werden.
Low-Carb-Ernährungsformen bringen den höchsten Gewichtsverlust in kürzester Zeit (Quelle: Samaha F., et al. N. Engl. J. Med 2003; 348; Seiten 2074 bis 2081)
Es gibt kein Lehrbuch auf der Welt, das Kohlenhydrate als essenziell beschreibt.
Zum Abendessen gibt es Geflügelsalat mit ganz wenig Majo und dazu einen Eisbergsalat.
Anstatt mich auf das Sofa zu legen, schaue ich noch mal ins Internet und stoße endlich auf einen Bericht aus Deutschland.
Eine Reha-Klinik aus Isny orientiert sich seit Anfang 2005 an der LOGI®-Pyramide. Bei dem Speiseplan von Diabetikern wird die Menge der Kohlenhydrate auf 20 bis 30 Prozent, der täglichen Kalorienzufuhr reduziert, der Eiweißanteil auf 20 bis 30 Prozent und der Fettanteil auf 45 bis 50 Prozent eingeteilt.
Die Kohlenhydrate werden vorwiegend in Form von Gemüse und Obst aufgenommen.
Bei 45 an der Studie teilnehmenden Diabetikern sank innerhalb von drei Wochen das Gewicht um 2,9 Kilogramm, der Nüchternblutzuckerwert im Mittel um 20 Prozent, der HbA1C um 4 Prozent. Gleichzeitig verbesserten sich die Blutfettwerte und die Behandlung mit Medikamenten (orale Antidiabetika, Insulin) konnte bei mehr als der Hälfte der Patienten vollständig abgesetzt werden, bei den übrigen um 50 Prozent verringert werden.
Das sind nach Ansicht der beteiligten Ärzte Ergebnisse, die Mut machen.
Ich denke an die Einsparung von teuren Medikamenten.

Montag, 24. September 2007
Als ich heute von meinem Arzt meine Blutwerte mitgeteilt bekam, strahlte ich über das ganze Gesicht. Ich glaube, ich hatte seit langer Zeit nicht so gute Blutwerte wie heute. Außerdem hatte ich 7 kg an Gewicht verloren, und das ohne zu Hungern.
Natürlich wollte mein Arzt genau wissen, wie ich das gemacht habe und ich erzählte ihm von der Ernährung „LOGI" und auch von dieser Klinik in Isny. Beim Abschied lobte er mich noch einmal und meinte, dass ich auf einem guten Weg sei.
Zu Hause rief ich diesen Arzt **Dr. Heilmeyer von der Reha-Klinik Überruh** an und erzählte ihm meine Geschichte mit dem Diabetes und der LOGI-Ernährung. Es hat mich sehr positiv überrascht, dass dieser Arzt sich soviel Zeit für mich und mein Gespräch nahm, obwohl er mich nicht kannte.
Dieses Telefonat gab mir sehr viel Kraft und Zuversicht und ich konnte meine letzten Zweifel an dieser LOGI-Ernährung begraben.

Dienstag, 02. Oktober 2007
Ich bin ein Arzt-Muffel! Das heißt, ich gehe überhaupt nicht gerne zu einem Arzt, und jetzt stand auch noch, ein Frauenarzt-Termin für heute an.
Nun, es ist auch wirklich sehr schwer, gute Ärzte zu finden. Vor vier Jahren sind wir vom Saarland hier nach Bruchsal gezogen und ich trauere immer noch meinem lieben Dr. Ospelt aus Dillingen hinterher. Und hier musste ich auch etliche Ärzte ausprobieren, bis ich endlich bei Dr. Schmitt hier im Ort gelandet bin. Ja, das ist gar nicht so einfach, wenn man jahrelang einen Super-Arzt an seiner Seite hatte. Aber jetzt bin ich mit Dr. Schmitt endlich wieder zufrieden.
Leider musste ich hier auch die Erfahrung machen, dass das mit den Frauenärzten auch so eine Sache ist. Vor zwei Jahren machte ich die negative Erfahrung, dass man, wenn man „nur" eine Krebsvorsorgeuntersuchung machen lässt, nicht gern gesehen ist. Da

wurde mir in der Praxis gesagt, dass ich dann aber keine Fragen stellen darf, nachdem sie mich mehrmals versuchten zu überreden, doch noch einen Überweisungsschein beim Hausarzt ausstellen zu lassen. Die Untersuchung von diesem Frauenarzt war sehr unangenehm und der Abstrich tat weh. Er hat sich auch überhaupt keine Mühe gemacht und in nur 5 Minuten war ich wieder draußen.
Was würde mich jetzt bei einer Frauenärztin erwarten?

Mittwoch, 03. Oktober 2007
Ich wurde gestern total positiv überrascht von dieser Frauenärztin. Ich musste zwar trotz Termin fast eine Stunde warten, aber dafür ließ sie sich eine Menge Zeit und schaute sogar noch nach all meinen Muttermalen. Das hatte noch nie ein Arzt bei solch einer Untersuchung gemacht. Ich bin sehr von Frau Dr. Hildebrand begeistert. Sie erzählte mir auch, dass sie noch eine Patientin hätte, die durch die LOGI-Ernährung endlich sehr gut und gesund abgenommen hätte und war sehr begeistert, dass ich das jetzt auch mache.

Montag, 15. Oktober 2007
Mein Hausarzt will mich nicht aus den Augen verlieren. Also gab ich ihm wieder etwas Blut von mir und er lobte mich wieder. Alles in Ordnung! Auch das Tagesprofil, das ich zu Hause gemacht habe, war sehr gut.
Er hat mich jetzt in das Gesundheitsprogramm der Krankenkasse eingeschrieben und ich sollte mich bei einer Diabetiker-Schulung anmelden.

Montag, 05. November 2007
Ich habe den ersten Tag der Diabetiker-Schulung hinter mich gebracht und bin sehr davon enttäuscht. Die Damen haben zwar kompetent ihr Programm abgespult, aber leider nicht nach meiner Ernährungsform.
Ich habe auch registriert, dass immer noch diese alte Pyramide dort hing und sprach auch die eine Dame darauf an.
Am Abend berichtete ich dann meiner Familie und meinen Freunden, dass ich aber die Einzige dort in dieser Schulung bin, die keine Tabletten oder Insulin brauche.

Dienstag, 06. November 2007
Als ich heute Morgen den Raum der Diabetiker-Schulung betrat, war ich überrascht. An der Wand hing eine neue Pyramide-Tafel. Beim zweiten Blick stellte ich aber gleich fest, dass sie auch nicht der Logi-Pyramide glich, sondern die große Stufe, ganz unten, durch viele Gläser Wasser erweitert war.
Alle Teilnehmer waren überrascht, dass ich durch eine Ernährung, von denen noch keiner gehört hatte, wieder normale Blutwerte hatte.
Aber leider ließ man mich nicht zuviel davon berichten. Man sagte mir, dass der Unterricht jetzt weiter gehen müsste.
Die eine Dame, schaute mich immer sehr ernst an, wenn sie von Kohlenhydrate erzählte, die die anderen Teilnehmer doch essen könnten. Sie erzählte davon, man dürfe doch eine kleine Portion Kartoffeln, oder Reis, oder Nudeln, oder Brot essen. Und ich schüttelte innerlich jedes Mal den Kopf.

Mittwoch, 07. November 2007
Am liebsten würde ich jetzt nicht mehr in diese Schulung gehen, da mir das Programm nicht das vermittelte, was ich jetzt zu meiner Ernährung gebrauchen könnte.
Ich wollte öfters von meiner Ernährung erzählen, aber man ließ mich nicht. Außerdem war ich von den Teilnehmern enttäuscht, weil es noch nicht einen Einzigen interessierte, wie ich das mit der Ernährung mache, damit man keine Medikamente bräuchte. Ich konnte es nicht fassen, dass diese Menschen doch lieber Pillen schlucken, als etwas an ihrer Ernährung zu ändern.

Donnerstag, 08. November 2007
Heute Morgen ging es einer älteren Dame nicht so gut. Sie hatte wohl etwas weniger Kohlenhydrate gegessen, aber auf die Dosis ihrer Medikamente nicht geachtet. Bei der Messung hatte sie nur einen Blutzucker von 60. Man gab ihr schnell Traubenzucker und sie sollte jetzt mehr essen. Sie sagte, dass sie öfters solch tiefe Messungen hätte und man sagte ihr, dass sie dann mehr essen sollte.
Und ich fragte die Beraterin, warum man nicht die Medikation ändern sollte! Erst nachdem ich das gesagt hatte, empfahl man ihr, am nächsten Morgen nur mal eine halbe Tablette zu nehmen.
Anschließend erzählte mir die Schulungsleiterin, das Gehirn bräuchte doch die Kohlenhydrate!
Nach so einer langen Zeit, bin ich jetzt sicherlich schon verblödet!
Oder?
Meine Argumente, dass ich ja durch Gemüse, Obst, Quark, Joghurt oder Hüttenkäse meine Kohlenhydrate bekäme, konnte sie nicht zerschlagen, wollte aber nicht näher darauf eingehen.

Freitag, 09. November 2007
Wichtig ist, dass die Diabetiker Sport machen! Das wurde in dieser Schulung auch vermittelt, und da muss ich diesen Leiterinnen vollkommen Recht geben.

Zum Ende dieser Schulung blieb ich die Einzige, die festhielt an meiner Ernährungsumstellung mit LOGI.
Alle Anderen essen „doch“ ihre (wenn auch wenig) Kohlenhydrate in „kleinen“ Portionen mit Kartoffeln, Reis, Nudeln, und denken weiterhin, dass Vollkornbrot so gesund sei, dass es den Diabetikern nichts schadet.
Ich (es ist alleine meine Meinung) bekam den Eindruck, dass diese Diabetiker-Schulungen von der Pharmaindustrie gesponsert sind.

Montag, 17. Dezember 2007
Heute hatte ich wieder eine Blutuntersuchung Betreff: Diabetes und mein Arzt war happy. Er sagte mir, wenn er doch noch mehr solche Patienten wie mich hätte.
Es wäre sehr, sehr schwierig, die Menschen zu überreden, eine andere Ernährungsform zu wählen. Bis jetzt bin ich bei ihm die Einzige, die das mit LOGI gemacht hat.
Bis heute haben alle Diabetiker, die ich ansprach, nichts von LOGI gehört und sahen mich nur erstaunt an.
Und ich bin auch sehr erstaunt, dass sie sich nicht über Alternativen erkundigt haben.

Mittwoch, 19. Dezember 2007
Ich werde gefragt, wie ich das zu Weihnachten machen würde, wo ich doch keine Plätzchen backen kann.
Doch, ich kann diese feinen Plätzchen backen, und auch Kuchen. Denn ich habe mich im Internet viel informiert und ganz viele Rezepte gesammelt und auf meinen Geschmack umgeändert. Manche Rezepte konnte ich in den Müll werfen, und Andere backe ich immer wieder.
Weihnachten ist gerettet.
Diese Kekse sind so lecker, dass ich das Rezept schon sehr oft weiter geben musste.

Freitag, 29. Februar 2008
Mir geht es sehr gut. Meine Blutzuckerwerte sind besser wie nie zuvor. Ich fühle mich fitt, treibe Sport und habe bis heute 18 kg abgenommen.
Auch geistig fehlen mir die Kohlenhydrate nicht, denn ich habe heute meinen ersten Roman „Wunder brauchen Zeit“ auf den Markt gebracht.
Hier auch einen lieben Gruß an meinen Verlag: tredition GmbH.
Ich bin durch die LOGI-Ernährung kein Genie geworden, mache immer noch Fehler, aber es geht mir sehr gut.
Natürlich werde ich regelmäßig zur Blutuntersuchung gehen und auch gelegentlich ein Tagesprofil erstellen.
Ich wünsche allen Diabetikern, dass sie den Mut aufbringen, es einige Wochen (besser wären: Monate, oder ein Leben lang) mit der Ernährung „LOGI“ zu versuchen.
Wenn hier der Eindruck entstanden sein sollte, dass ich für diese Ernährungsform Reklame mache, so tut es mir leid.
Es ist meine eigene Erfahrung die ich Euch gerne Mitteilen wollte.

Rezeptteil

Kohlenhydratarme Gerichte

Was sind Kohlenhydrate?

Kohlenhydrate gehören zu den Grundnahrungsstoffen.
Ein Chemiker würde es Zucker (Glukose) nennen.
In unserem Körper gibt es unverdauliche und verdauliche Kohlenhydrate.
Ballaststoffe sind die unverdaulichen Kohlenhydrate. Sie gelangen unverändert in den Darm.
Im Darm werden die verdaulichen Kohlenhydrate aufgespaltet und gelangen über die Blutbahn zu den Zellen.
Es ist wichtig, dem Körper eine gleich bleibende Versorgung mit Glukose zu geben. Mit dem Hormon Insulin, das in der Bauchspeicheldrüse gebildet wird, wird der Blutzuckerspiegel reguliert.
Kohlenhydrate sind enthalten in: Getreideprodukten (Brot, Nudeln), Obst, Gemüse, Milch-Produkten und Nüssen.

Backpulver & Co

Backtriebmittel spalten Kohlendioxid.
Die Bläschen lockern den Teig auf und treiben ihn in die Höhe.
Beim Rühren wird der Teig sehr locker, beim Backen geht er in die Höhe.
Backpulver: besteht aus: Säure, Phosphat und Natron. Beim Rühren wird der Teig locker und beim Backen geht er auf.
Natron: nimmt man für Muffins. Die Triebkraft entwickelt sich durch Buttermilch.
Hirschhornsalz: lockert flaches Gebäck auf und ist ideal zum Backen von Springerle und Spekulatius.
Pottasche: ist Kaliumcarbonat und wird in schweren Teigen meist mit Hirschhornsalz eingesetzt. Es treibt den schweren Teig von Honigkuchen, Lebkuchen, Printen und braunen Kuchen in die Breite, aber nicht in die Höhe.

Brötchen mit Gluten
8 Eier
8 gehäufte EL Gluten
400 g Frischkäse
1 Tütchen Backpulver
4 EL Leinsamen
2 handvoll Sonnenblumenkerne
Backofen auf 180 Grad vorheizen.
Eier trennen und das Eiweiß steif schlagen.
Zum Eigelb alle Zutaten bis auf einige Sonnenblumenkerne (für die Deko) geben. Gut verrühren, dann den Eischnee unterheben. Auf ein mit Backpapier ausgelegtes Backblech mit einem EL 16 Teighäufchen geben. Die restlichen Sonnenblumenkerne oben drüber streuen. Bei 180 Grad ca. 20 Minuten auf der 2. Schiene von unten goldbraun backen.

Frühstücksbrötchen
250 g geschmolzene Butter
6 Eier
200 g Eiweißpulver
60 g Leinsamen
700 g Frischkäse
2 Tütchen Backpulver
Gründlich rühren und ca. 16 Stück Brötchen formen
und bei ca. 175 Grad 15-20 Minuten backen.

Knusprige Frühstücksbrötchen.
125 g geschmolzene Butter
3 Eier
30 g Leinsamen
175 g Frischkäse
100 g Eiweißpulver

1 Tütchen Backpulver
Alles zusammen rühren, ca. 10 Brötchen formen
und bei 175 Grad 10-13 Minuten backen.

Körnerbrot
6 Eier
200 g Joghurt
100 g geschmolzene Butter
2 TL Natron
1 TL Salz
800 g gemahlene Mandeln
200 g Sonnenblumenkerne
200 g Sesam
Eier und Joghurt cremig rühren,
die restlichen Zutaten dazu rühren.
Zum Beispiel: in Muffins füllen (am besten mit Papier) und bei
175 Grad ca. 45 Minuten backen (In der Kuchenform ca. 1 Stunde)

Helle-Brötchen
Sie sehen ähnlich aus wie Dampfnudeln
500 g flüssige Butter
500 g Quark
12 Eier
400 g Eiweißpulver
2 Tütchen Backpulver
etwas Salz
Alles miteinander mischen und Bällchen formen (so ca. wie ein
kleiner Apfel) und auf das Backblech (mit Backpapier) legen und
Platz zwischen jedem Bällchen lassen!
Bei 200 Grad ca. 15 - 20 Minuten backen
Einmal durchschneiden und einfrieren. Sie lassen sich sehr gut im
Backofen oder auf dem Toaster aufbacken.

Man kann sie mit süßem Belag essen oder herzhaft mit Wurst oder Käse. Sie schmecken auch ganz ohne Belag.

Brötchen
6 Eier (4 davon trennen)
50 g geschmolzene Butter
2 EL Schmand
60 g Sonnenblumenkerne
30 g Dinkelkleie
60 g Eiweißpulver
2 EL Öl
1 TL Natron
1 TL Salz
(Durch das Natron werden die Sonnenblumenkerne grün)
4 Eier trennen und das Eiweiß steif schlagen. Eigelb und die ganzen Eier mit der Butter schaumig rühren. Dann die restlichen Zutaten rühren. Jetzt erst das Natron hinzu geben. Am Ende den Eischnee unterheben.
12 Häufchen aufs Backblech geben. Platz dazwischen lassen.
Bei 175 Grad ca. 25 Minuten backen.

Pizzaboden "ohne" Eiweiß-Pulver
4 Eigelb
2 EL warmes Wasser
Salz, Pfeffer etwas Curry?
4 Eiweiß
200 gemahlene Mandeln
Oregano, und etwas Tomatenmark
Eigelb schaumig rühren und die Gewürze dazu geben.
Das geschlagene Eiweiß mit den Mandeln vermischen und unter das Eigelb heben.
Ein eingefettetes Backblech mit dem dünn ausgerollten Teig belegen. Den Teig mit Tomatenmark bestreichen und belegen zum Bei-

spiel mit Pilzen, Salami oder andere Zutaten. Zum Schluss den Käse
Bei ca. 200 Grad ca. 30 Minuten backen.

Hefeteig
200 g gemahlene Mandeln
50 g Eiweißpulver
150 g Gluten
1 Ei
30 ml Sahne
120 ml Wasser
20 g Trockenhefe
15 g Butter
2 EL flüssiger Süßstoff oder ½ TL Salz.
Wasser, Sahne und das Ei verrühren und erwärmen. Dann die Hefe hineinbröckeln zusammen mit einer Prise Zucker. Die gemahlenen Mandeln, Eiweißpulver und Gluten in eine Schüssel sieben, eine Mulde hineindrücken und dort die Hefemasse hinein geben. Das Ganze abgedeckt an einem warmen Ort für etwa dreißig Minuten gehen lassen. Die Butter, etwas Süßstoff und eine Prise Salz zum Vorteig geben und das Ganze zu einem glatten Teig kneten. Diesen Teig zugedeckt an einem warmen Ort gehen lassen, bis sich das Volumen verdoppelt hat. Den Teig anschließend noch einmal durchkneten. Backen wie einen Pizzateig.

Waffeln
8 Eier
8 EL Sonnenblumenöl
8 EL Eiweißpulver
4 EL Joghurt
8 EL Wasser
1 Tütchen Backpulver
Im Waffeleisen die Waffeln goldgelb backen

Kann man in Lagen (Alufolie dazwischen) frosten und auf dem Toaster toasten (oder Backofen)
Man kann sie mit gesüßtem (bitte keinen Zucker) Quark, Joghurt, oder belegt mit Käse oder Wurst essen.

Nusskuchen

7 Eier
100 g gemahlene Walnüsse
1 TL Backaroma-Bittermandel
4 EL flüssigen Süßstoff

Den Backofen auf 160 Grad vorheizen.
Die Eier trennen. Das Eigelb mit dem Bittermandelöl sehr schaumig schlagen und anschließend mit 2 TL Süßstoff süßen. Das Eiweiß steif schlagen und ebenfalls mit 2 TL süßen.
Die Hälfte des Eischnees unter das Eigelb ziehen und anschließend die Nüsse und den restlichen Schnee hinzufügen.
Vorsichtig rühren, sonst fällt der Schnee zusammen.
Die Masse nun in eine eingefettete Kranzform füllen und für ca. 50 Minuten im Ofen backen. Dann 15 Minuten abkühlen lassen, bevor man ihn stürzen kann.
Den Kuchen kann man mit Sahne füllen!

1/4 Liter Schlagsahne
2 EL ungesüßtes Kakaopulver
Süßstoff nach Belieben

Sahne mit Kakao steif schlagen und anschließend süßen.

Mandel-Möhren-Törtchen

250 g Möhren klein hexeln
4 Eier, das Eiweiß steif schlagen,
4 TL flüssigen Süßstoff
400 g gemahlene Mandeln
1 Prise Salz

Alle Zutaten mischen und zum Schluss das Eiweiß drunter heben.

In die Muffin-Form geben und bei ca. 175 Grad ca. 40 - 45 Minuten backen.

Käsekuchen
Für den Boden:
70 g Butter
150 g gemahlene Mandeln
20 g Weizenkleie (oder Dinkelkleie)
70 g Eiweißpulver
1 Backaroma-Vanille
2 EL flüssigen Süßstoff,
1 Tütchen Backpulver
Den Teig gut vermengen, er krümelt etwas, diese Masse (Krümel) in eine gefettete Springform geben und andrücken.
Für den Belag:
4 Eier
3 Eiklar
750 g Magerquark
Backaroma-Vanille, 4 EL flüssigen Süßstoff
1 Päckchen Wackelpudding, egal welcher Geschmack (ohne den Zucker)
Die 7 Eiklar steif schlagen. Extra: Das Eigelb mit dem Süßstoff und dem Wackelpuddingpulver vermischen. Dann das Eiklar unterheben. Die Teigmasse auf den Boden geben. Mit Alufolie gleich ca. 35 Minuten abdecken beim Backen und erst zum Schluss ohne Folie weiter backen. Bei 180 Grad ca. 70 Minuten.
Dann Backofen ausstellen und ca. 20 - 30 Minuten im geschlossenen Backofen abkühlen lassen.

Amaretto-Cookies
100 g weiche Butter
4 EL flüssigen Süßstoff
2 Eigelb und ein ganzes Ei
3 EL Amaretto-Likör
Ein paar Tropfen Backaroma-Bittermandel und Backaroma-Buttervanille
50 g Gluten
50 g gemahlene Mandeln
50 g Eiweißpulver
3 TL Backpulver
Butter und flüssige Zutaten cremig rühren. Gluten, Mandeln, Eiweißpulver und Backpulver mischen und unter den Teig kneten Den Teig eine halbe Stunde in den Kühlschrank stellen, dann kleine Kugeln formen und auf einem mit Backpapier belegten Blech verteilen und etwas flach drücken.
Im vor geheizten Ofen auf mittlerer Schiene bei 180 Grad ca. 15-20 Minuten backen.

Bounty-Kuchen
160 g Kokosraspel
4 EL Sonnenblumenöl
6 gehäufte EL Kakao
4 Eier
1 TL Backpulver
5 TL Süßstoff
4 große EL Hüttenkäse
Erst alle trockene Zutaten mischen, dann die feuchten Zutaten hinzu geben und verrühren. 7 Minuten in der Mikro garen.

Marzipan-Kuchen
250 g geschmolzene Butter
4 Eier
100 g gemahlene Mandeln
2 gehäufte EL Eiweißpulver
1 Backaroma-Bittermandel
4 EL flüssigen Süßstoff
1/2 Tütchen Backpulver
Butter, Eier, Süßstoff, Mandeln und Eiweißpulver vermischen und zum Schluss das Aroma dazu. Sehr gut rühren.
In eine Kuchenform füllen und bei 180 Grad ca. 40 Minuten backen.

Tiramisu
4 EL Kaffeepulver
1 Backaroma-Vanille
2 Eier
2 EL Cognac,
150 g Quark,
70 g Kekse (aus meinem Rezeptteil hier)
2 TL Kakao
Sehr starken Kaffee kochen und abkühlen lassen,
Eier trennen und Eiweiß steif schlagen. Kalt stellen.
Eigelb, Backaroma-Vanille und Cognac in eine Rührschüssel geben (Metall) und im heißen Wasserbad mit dem Mixer zu einer dicken Creme verrühren. Abkühlen lassen. Dann den Eischnee mit der Creme glatt rühren. Magerquark cremig rühren und die Ei-Creme unterrühren. Kekse kurz in den kalten Kaffee tauchen.
Eine Auflauf-Form mit der Hälfte der Kekse auslegen und die Hälfte der Creme darauf verteilen, Übrige Kekse drauf legen. Die restliche Creme darauf streichen und den Kakao darüber sieben.
Im Kühlschrank 1 Stunde ziehen lassen.

Philadelphia-Torte
600 g Frischkäse
600 g Sahne
1 Päckchen Wackelpudding (ohne Zucker, egal welcher Geschmack)
Der Wackelpudding in etwas Wasser einrühren und zum Auflösen erwärmen. Die Wasser-Soße unter den Frischkäse rühren und mit 4 EL flüssigen Süßstoff abschmecken. Dann die geschlagene Sahne unterheben.
Für den Boden:
200 g geschmolzene Butter,
340 g gemahlene Mandeln
Zutaten rühren und krümelig auf den Boden einer Springform einfüllen, glatt drücken und kaltstellen.
Dann die Wackelpudding-Masse drauf geben.
Im Kühlschrank ca. 4 - 5 Stunden kalt stellen.

Gewürzkuchen
250 g geschmolzene Butter
5 EL flüssigen Süßstoff
6 Eier unterrühren.
1 TL gemahlenen Koriander, 2 EL Kakao, 1 TL Zimt
1 TL gemahlene Nelken, 1 Backaroma-Vanille.
Alles zusammen sehr gut rühren.
50 g Weizenvollkornmehl
150 g Sojamehl
100 g gemahlene Mandeln
1/2 Tütchen Backpulver
unter die Ei-Schaum-Masse rühren. Den Teig in eine eingefettete (und mit Mandeln ausstreuen) Springform und bei 160 Grad ca. 50 bis 60 Minuten backen.

Für die Schokoglasur 1 Würfel Palmin schmelzen und 3 EL Sahne, 1 EL Kakao und 2 TL flüssigen Süßstoff geben. Gut verrühren und den noch warmen Kuchen in zwei Schichten damit bestreichen.

Kirschtorte
4 Eiweiß steif schlagen
4 Eigelb
100 g gemahlene Mandeln
2 TL flüssigen Süßstoff
2 EL Kakao
1 TL Backpulver
Eigelb mit dem Süßstoff verrühren und mit den Mandeln, Kakao und Backpulver unter das geschlagene Eiweiß mischen. In eine Springform mit Backpapier auslegen und den Teig hinein geben.
Bei ca. 180 Grad mittlere Schiene ca. 35 Minuten backen.
Kalten Boden auf eine Tortenplatte und einen Tortenrand herum legen.
600 g Schlagsahne
2 TL flüssigen Süßstoff
1 Backaroma-Vanille
6 Gelatineblätter (und für die Kirschen anzudicken noch zusätzliche Gelatine)
1 Glas Schattenmorellen
Für die Schokoraspeln nimmt man 75% Schokolade
Die Kirschen abtropfen lassen und 16 Kirschen zur Seite legen.
Den Saft mit Fertig-Gelatine andicken.
Nach dem Erkalten die Kirschen und ein Schnapsgläschen Kirschwasser unterrühren.
Die Kirschmasse auf den kalten Boden verteilen.
Gelatine einweichen, ausdrücken und in einer Tasse im Wasserbad schmelzen lassen.
Sahne steif schlagen, Süßstoff, Backaroma-Vanille und Gelatine unter die Sahne heben und mit den Kirschen auf dem Boden ver-

teilen.
Die Torte für 4-5 Stunden in den Kühlschrank stellen.
Vor dem Servieren Tortenrand entfernen und den Rand mit geraspelter Schokolade verzieren.
Torte in 16 Stücke markieren, und die Kirschen als Verzierung drauf legen.

Eierlikör-Torte
Für den Boden:
4 Eiweiße steif schlagen
4 Eigelb
100 g gemahlene Mandeln,
2 TL flüssigen Süßstoff
Eigelb mit dem Süßstoff verrühren und mit den Mandeln unter das geschlagene Eiweiß heben. In eine Springform füllen und bei 180 Grad ca. 30 Minuten backen.
Belag:
4 Eigelb
1 TL flüssigen Süßstoff
250 g Eierlikör
6 Blatt Gelatine
750 g Schlagsahne
Eigelb, Süßstoff und 4 EL Eierlikör cremig schlagen. Restlichen Eierlikör unterrühren. Eingeweichte Gelatine bei wenig Hitze auflösen und unter die Eigelbmasse mischen und kalt stellen. Sahne steif schlagen. Sobald die Eigelbmasse zu gelieren beginnt, Sahne unterheben und auf dem Boden verteilen. Etwas Eierlikör auf der fest gewordenen Masse verteilen. Das Ganze dann ca. 4 – 5 Stunden kalt stellen.

Käse-Sahne-Torte
Für den Boden:
4 Eiweiß steif schlagen
4 Eigelb
100 g gemahlene. Mandeln,
2 TL flüssigen Süßstoff
Eigelb mit dem Süßstoff verrühren und mit den Mandeln unter das geschlagene Eiweiß ziehen. In eine Springform füllen und bei 180 Grad (Mittlere Schiene) ca. 30 Minuten backen.
Belag:
100 g geschmolzene Butter
3 TL flüssigen Süßstoff
3 Eier, getrennt
500 g Magerquark
6 Gelatineblätter einweichen
250 g Schlagsahne, Backaroma-Vanille, Prise Salz
Butter mit dem Süßstoff und dem Eigelb schaumig rühren. Quark, Backvanille und Salz hinzu geben. Alles gut verrühren. Gelatine gut ausdrücken und mit 2-3 EL heißem Wasser auflösen. Die noch warme Gelatine in die Quarkmasse einrühren. Steif geschlagene Sahne und den steif geschlagenen Eierschnee unterheben.

Erdbeer-Sahne-Torte
Für den Boden:
4 Eiweiße steif schlagen
4 Eigelb
100 g gemahlene Mandeln,
2 TL flüssigen Süßstoff
Eigelb mit dem Süßstoff verrühren und mit den Mandeln unter das geschlagene Eiweiß ziehen. In eine Springform füllen und bei 180 Grad ca. 30 Minuten backen.
Belag:

500 g frische Erdbeeren
500 g Schlagsahne
2 TL flüssigen Süßstoff, 1 Backaroma-Vanille, 100 ml Apfelsaft
6 weiße Gelatineblätter einweichen
Die Hälfte der Erdbeeren pürieren. Restliche Erdbeeren zum Belegen bei Seite stellen. Sahne, Vanillearoma und Süßstoff steif schlagen. Gelatine auflösen. Nach und nach Apfelsaft einrühren und die Mischung unter das Erdbeerpüree rühren. Wenn die Masse zu Gelieren beginnt steif geschlagene Sahne unterheben.
Die Torte 4-5 Stunden in den Kühlschrank stellen.

Russischer Zupf-Käsekuchen
Für den Boden:
90 g geschmolzene Butter (ein paar Minuten abkühlen lassen)
200 g gemahlene Mandeln
20 g Weizenkleie
70 g Eiweißpulver
4 EL flüssigen Süßstoff
Der Teig wird krümelig, macht nichts. Die Hälfte davon in die gefettete (und vielleicht mit gem. Mandeln paniert) Springform (18 cm Durchmesser) geben und andrücken. Bei einer größeren (normalen) Springform wird der Kuchen nicht so schön hoch.
Für den Belag:
2 Eier schaumig rühren (4 Minuten lang)
500 g Quark
durchrühren
1 Päckchen weiße Sofort Gelatine,
4 EL flüssigen Süßstoff
durchrühren
Auf den Boden geben und glatt streichen. Dann aus der anderen Hälfte (ich habe noch 1 gehäufter TL Kakao dazu gegeben und einwenig flüssige Sahne) kleine flache Kleckse auf den Käsebelag legen. Bei 180 Grad ca. 1 Stunde backen. Backofen abstellen. Habe

den Kuchen noch im geschlossenen Backofen 10 Minuten drin gelassen.
Den Kuchen kann man auch ohne Eiweiß-Pulver, den Belag ohne Eier backen!!!!! Wird dann nicht so fein, aber schmeckt auch!!!!

Zimt-Mohn-Kuchen oder Mandelkuchen
250 g Sahnequark
200 g gemahlenen Mohn oder Mandeln
50 g geschmolzene Butter
4 EL flüssigen Süßstoff
1 TL Zimt
1 gestrichener TL Natron
30 g Eiweißpulver (Vanille)
6 Eier
1 Fläschchen Backaroma-Vanille
Rühren und in eine gefettete Kuchenform geben.
bei 160 Grad ca. 40-50 Minuten backen.

Waldmeister-Torte
Boden:
90 g Butter schmelzen
200 g gemahlene Mandeln (wer mag auch gem. Haselnüsse)
20 g Weizenkleie
70 g Eiweißpulver.
1 Päckchen Backpulver
Vielleicht 3 EL flüssigen Süßstoff, (ich hatte einmal den Süßstoff vergessen und es schmeckt trotzdem)
Dieser Teig krümelt sehr, die Krümel in die gefettete Auflaufform (eine normal große Form) und zuerst leicht auch den Rand bilden und dann den Teig erst andrücken.
Zum Belag:
4 Eier schaumig rühren
1 kg Magerquark (ich habe 1 kg und 250 g genommen. Der Quark

musste verschafft werden)
mit den Eiern verrühren
2 Pack (Wenn nur 1 kg Quark, dann nur ein Pack) Götterspeise Waldmeister Geschmack, der ohne Zucker!
6 EL flüssigen Süßstoff
Alles verrühren und auf den Boden geben.
Den Kuchen im vor geheizten Backofen bei 180 Grad eine Stunde backen, dann im abgeschalteten und geschlossenen Backofen ca. 15 - 25 Minuten stehen lassen und herausnehmen. Er fällt nicht zusammen und ein kleines Stück Kuchen macht gut satt.

Schoko-Muffin ohne Eiweiß-Pulver!
100 g geschmolzene Butter
abkühlen lassen, in der Zwischenzeit
6 Eier sehr schaumig rühren
1 Backaroma-Vanille
1 Tütchen Backpulver
400 g gemahlene Haselnüsse
100 g Kleie
80 g gehobelte Mandeln (oder grob gehackte)
2 EL Kaffeepulver, 2 EL Sahne
oder ganz starken Kaffee, ne halbe Tasse ca. selbst brühen. Dann keine Sahne dazu geben
2 gehäufte TL Kakao
5-6 EL flüssigen Süßstoff
in eine Muffin-Form mit Papier, denn wegen dem fehlenden Eiweißpulver sind sie sonst etwas bröselig.
Bei 165 Grad ca. 50 Minuten backen.
Man könnte auch Kekse daraus formen!

Hier ein Rezept mit Kohlenhydrate!
Zwetschgen-Kuchen mit Vollkornmehl
200 g Vollkornmehl
100 ml warme Milch
½ Würfel Hefe
1 TL Zucker
3 EL flüssigen Süßstoff
25 g geschmolzene Butter
1 Ei
1 Prise Salz
Für die Streusel:
100 g Vollkornmehl
50 g gemahlene Mandeln
4 EL flüssigen Süßstoff
1 TL Zimt
80 g weiche Butter
Belag:
ca. 1 kg Pflaumen
Mehl in eine Schüssel sieben. In die Mitte eine Mulde drücken und einige Löffel lauwarme Milch hinzu geben, den Zucker und die zerbröckelte Hefe dazu und ca. 30 Minuten an einem warmen Ort zugedeckt gehen lassen.
Ei, Salz, Milch und Butter dazugeben und kneten. Die Masse zu einem glatten Teig durchkneten, bis er sich gut von der Schüssel löst. Zugedeckt noch einmal ca. 30 Minuten gehen lassen.
Die Pflaumen einschneiden, entsteinen und halbieren. Eine Springform fetten. Den Teig zusammendrücken. 2/3 des Teiges ausrollen und in die Springform legen. Den Rest des Teiges ausrollen und auf den Rand legen und den Boden mit den Pflaumen belegen.
Alle Zutaten der Streusel verarbeiten und gleichmäßig auf dem Kuchen verteilen. Im vor geheizten Ofen auf 175 Grad ca. 40 Minuten backen.

Kuchen zum Advent in der Mikrowelle
1 Ei
10 g Kakao
2 EL Sonnenblumenöl
100 g Quark
20 g gemahlene Mandeln
20 g Eiweißpulver
4 EL flüssigen Süßstoff
1/4 TL Lebkuchengewürz
2 TL Backpulver
einige Tropfen Backaroma-Vanille
Verrühren und für ca. 3 Minuten bei 600 Watt in die Mikrowelle. Anstatt Lebkuchengewürz kann man auch Spekulatiusgewürz oder eine andere Mischung aus gemahlenen Nelken, Kardamon und Zimt nehmen; oder „nur“ Zimt.

Mohn-Quark-Kuchen
6 Eier schaumig rühren
200 g Mohn
250 g Sahnequark
60 g geschmolzene Butter
5 EL flüssigen Süßstoff
1 gestrichenen TL Natron
30 g Eiweißpulver
1 Fläschchen Backaroma-Vanille
Alles zusammen rühren und in eine kleine, gefettete Auflaufform bei 160 Grad ca. 45-50 Minuten backen, zum Abkühlen in dem etwas geöffneten Backofen 15 Minuten stehen lassen.
Brauni-Kuchen
6 Eier
300 g Quark
40 g Kokosraspel
160 g gemahlene Mandeln

40 g Kleie
6 gehäufte TL Kakao
2 gestrichene TL Natron
2 gestrichene TL Vitamin C Pulver (wenn vorhanden)
700 g geriebene Karotten
1 Backaroma-Rum
1 Backaroma-Vanille
5 EL flüssigen Süßstoff
1 Prise Salz
1 Prise Kaffeepulver
4 TL Eiweißpulver
6 TL Essig
1 EL Leinsamen
3 TL Zimt, Prise Kardamon,
100 ml Milch, 100 ml Rotwein
Wenn der Teig zu trocken ist, etwas (wenig) Milch dazugeben.
Teig auf ein mit Backpapier ausgelegte Springform verstreichen und bei 150 Grad ca. 30 – 40 Minuten backen. Bei Zimmertemperatur abkühlen lassen.

Tortenboden
2 Eier trennen
Eiweiß steif schlagen
100 g gemahlene Mandeln
2 EL flüssigen Süßstoff
1 Prise Salz
1 TL Backpulver
Eiweiß mit der Prise Salz und dem Süßstoff steif schlagen.
Die gemahlenen Mandeln und Backpulver mit dem Eigelb verrühren. Dann das Eiweiß unter heben.
Den Teig in eine gefettete Tortenbodenform geben und
bei 175 Grad ca. 30 Minuten backen.

Mascarponecreme
250 g Mascarpone mit einem Eigelb und 1 EL flüssigem Süßstoff glatt rühren und auf den Boden streichen.
ODER:
350 g gefrostete Beerenmischung auf dem Boden verteilen und 250 g Sahne-Quark mit 100 ml Schlagsahne und 2 EL flüssigem Süßstoff mischen und auf den Boden streichen.

Walnuss-Waffeln
6 Eier
60 g gemahlene Walnüsse
90 g Sonnenblumenöl
120 g Eiweißpulver
1 Tütchen Backpulver
1 Backaroma-Vanille
5 EL flüssigem Süßstoff
Eier trennen und Eiweiß steif schlagen
Eigelb mit den restlichen Zutaten verrühren und das steife Eiweiß unterheben

Pfannkuchen ohne Eiweißpulver!!!!
3 Eier
2 EL gemahlene Mandeln
2 - 3 EL Sahne
3 EL flüssigen Süßstoff
1 Prise Salz
1/2 TL Guarkern-Mehl zum Binden (Reformhaus)
Die Mandeln mit der Sahne durchmixen. Die restlichen Zutaten hinzugeben und durchmixen und in der heißen Pfanne ausbacken.

Falscher Grießbrei
200 ml Milch
3 EL Sahne
3 TL gemahlene Mandeln
Ein paar Tropfen Backaroma-Vanille
2 EL flüssigen Süßstoff
½ TL Guarkern-Mehl
etwas Milch mit den Mandeln in einen Rührbecher und mit dem Zauberstab ganz fein mixen. Den Rest dazukippen und mixen. Für einen warmen Grießbrei, zwei Minuten in der Mikrowelle erwärmen.

Kokosmakronen
5 Eiweiß steif schlagen,
1 TL Zitronenpulver,
ca. 4 EL Streusüße (Pulver) nacheinander beim Schlagen hinzufügen,
200 g Kokosflocken unterheben.
Ergibt 9 große Kokosmakronen auf einem Blech!
ca. 45 Minuten bei ca. 125 Grad im Backofen backen, dann noch bei geschlossenem Backofen ca. 15-20 Minuten abkühlen lassen.
(Von dem übrig geblieben Eigelb kann man Rührei machen.)

Kekse ohne Eiweiß-Pulver
150 g geschmolzene Butter
4 Eier zuerst sehr schaumig rühren und dann die abgekühlte Butter hinzu geben.
50 g gemahlene Wal-Nüsse
50 g gemahlenen Leinsamen
50 g gemahlenen Sesam
200 g gemahlene Mandeln
100 g gemahlene Haselnüsse
Alles in einer Kaffeemühle gemahlen

1 Tütchen Backpulver
1 TL Kakao
3 - 4 Tropfen Pfefferminzöl (aus der Apotheke)
Bei 180 Grad ca. 30 - 35 Minuten backen

Advents-Kekse
200 g geschmolzene Butter
1 Tütchen Backpulver
8 TL flüssigen Süßstoff
Lebkuchengewürz (oder Kaffeepulver oder Zimt oder???)
200 g gemahlene Mandeln
200 g Eiweiß-Pulver
6 Eier
Die ganze Masse ein paar Minuten rühren.
Kleine Bällchen formen und platt drücken. Dann auf ein mit Backpapier ausgelegtes Blech legen.
30 Minuten bei 180 Grad backen

Walnuss-Kekse in der Mikro
100 g Walnüsse
2 EL Karamell-Sirup
1 EL Butter
2 EL flüssigen Süßstoff
In der Mikrowelle 2,5 Minuten
Belag:
geschlagene Sahne (ohne Zucker) und Zimt

Bisquit-Kekse in der Mikro oder Ofen
4 Eier
45 g Leinsaatschrot
50 g gemahlene Mandeln
1/2 TL Zimt
1 EL flüssigen Süßstoff
80 g Mascarpone
30 g Sojaflocken
Alle Zutaten ohne die Sojaflocken mixen.
Dann die Sojaflocken unterrühren.
Den Teig ca. 10 Minuten quellen lassen.
Backpapier auf Mikrowellentellergröße zuschneiden.
Mit einem EL 4 kleine Häufchen darauf setzen.
Achtung, der Teig läuft noch auseinander.
Ab in die Mikrowelle und bei
900 Watt ca. 5 Minuten garen.
In einer Springform (Backpapier) backen bei etwa 180 Grad ca. 25-30 Minuten. Der Teig soll noch sehr hellbraun sein.
Das wäre auch ein Tortenboden!

Erdnussbutterkekse
Backofen auf 190 Grad vorheizen.
1/2 Glas Erdnussbutter mit Stückchen (ohne Zucker)
ca. 200 g Cremedouble
100 g gehackte Pekannüsse (oder andere Nüsse)
1 Backaroma-Vanille
4 EL flüssigen Süßstoff*
2 TL Sojamehl
1 TL Backpulver
Alle Zutaten in einer Schüssel gut verrühren. Mit einem Teelöffel Kekse auf ein Backblech (Backpapier nicht vergessen) geben und 10-15 Minuten backen.

Nikolaus-Kekse
4 Eiweiß,
5 EL flüssigen Süßstoff
250 g gemahlene Mandeln
50 g Eiweißpulver
1 TL Zimt
1 gehäufter TL Kakao
1 Prise Nelken
1 Spritzer Zitronensaft, und Orangensaft (für die Glasur)
Eiweiß steif schlagen, etwa 1/4 zum Bestreichen zur Seite stellen.
Nach und nach Süßstoff, Mandeln, Eiweißpulver, Zimt, Nelken, unter die Eiweißmasse geben und kneten.
Teig ausrollen und in Scheiben schneiden.
Die Scheiben auf das Backblech (mit Papier) geben.
Das Eiweiß und den Saft zu einer streichfähigen Glasur verarbeiten und die Scheiben (Kekse) bestreichen.
Bei 180 Grad ca. 30 – 40 Minuten backen.

Mandel-Häufchen
200 g gehackte Mandeln
4 Eiweiß
4 EL flüssigen Süßstoff
Eiweiß mit dem Süßstoff steif schlagen und mit den Mandeln vermischen.
Häufchen auf das Backblech (mit Papier) geben.
Bei 175 Grad ca. 20 Minuten backen.

Vanillekipferl
175 g gemahlene Mandeln
1 TL Backpulver
2 TL flüssigen Süßstoff
15 g Gluten (Weizenkleber, den braucht man, sonst wird das ganze zu mürbe)

1 Ei
1 EL Schmand
120 g weiche Butter
1 Backaroma-Vanille
Alle Zutaten zu einem Teig verkneten und im Kühlschrank ca. 1 Stunde ruhen lassen.
Portionsweise zu einer Rolle formen und im Abstand von ca. 1 cm kleine Kipferl formen und auf das Backblech (mit Backpapier) legen.
Im vor geheizten Ofen bei 170 Grad, ca. 8 Minuten backen. Auf dem Backblech auskühlen lassen und mit einem Hauch von Streusüße bestäuben.

Zimtsterne
4 Eiweiß.
5 EL flüssigen Süßstoff
250 g gemahlene Mandeln,
50 g Eiweißpulver
1 TL Zimt,
½ Backaroma-Rum
Eiweiß steif schlagen und etwa ¼ davon zum Bestreichen auf die Seite stellen.
Süßstoff, Mandeln, Eiweißpulver und Zimt unter die Eiweißmasse geben und einen Knetteig herstellen. Den Teig ausrollen und Sterne ausstechen. Auf ein Backblech (mit Papier) legen. Das restliche steif geschlagene Eiweiß mit etwas Rum zu einer streichfähigen Glasur verarbeiten und die Oberfläche der Sterne damit bestreichen.
Bei 180 Grad ca. 30-40 Minuten backen

Advents-Pralinen
40 g Palmin
35 g Kakao
200 g Sahne
20 g Kokosflocken
4 TL flüssigen Süßstoff
Palmin in einem Topf schmelzen und den Rest dazu geben und verrühren. Dann in kleine Papier Formen (für Pralinen) füllen Im Kühlschrank oder in den Eisschrank (als Eiskonfekt). Ist im Kühlschrank nicht lange haltbar (ca. 3 Tage)

Spritzgebäck
30 g weiche Butter
1 Prise Salz
Saft und Schale von 1/2 Zitrone
4 EL flüssigen Süßstoff.
2 Eier
200 g Sahne-Quark
200 g Sojamehl
1 Tütchen Backpulver
2 EL Haferkleie
Butter, Gewürze und Süßstoff schaumig rühren, Zitronensaft, Eier, Quark, die mit dem Backpulver gemischte Haferkleie und die Sojamischung zugeben.
Die dickliche Teigmenge in einen Spritzbeutel mit entsprechender Tülle füllen und kleine Kringeln auf ein mit Backpapier belegtes Blech spritzen.

Zimt-Kekse
125 g flüssige Butter
2 Eigelb
1 EL brauner Zucker
2 TL Süßstoff
1 TL Zimt
2 EL Vollkornmehl
200 g gemahlene Mandeln
1/2 TL Backpulver
1 Prise Salz
Das Fett mit Eigelb, Zucker und Süßstoff schaumig schlagen. Zimt, Mandeln, Mehl mit Backpulver und Salz vermischen und unter die Schaummasse geben. Den Teig in Folie ca. 1 Stunde in den Kühlschrank legen.
Aus dem ganzen Teig eine Rolle formen und ca. 50 Kugeln formen und auf ein mit Backpapier belegtes Blech legen und andrücken.
Die Plätzchen mit dem Guss bestreichen.
Für den Guss:
30 ml Milch,
1/2 TL Zimt
1 EL Eiweißpulver,
½ Backaroma-Vanille.
Im vor geheizten Ofen bei 170 Grad ca. 7 Minuten backen.
Haltbar wie normale Kekse zum Beispiel in einer Dose.
Schwarz-Weiß-Gebäck
150 g Vollkornmehl
100 g Sojamehl
1 TL Backpulver
4 TL flüssigen Süßstoff
1/2 TL Backaroma-Rum
180 g weiche Butter
mit dem Knethaken zu einem glatten Teig verarbeiten.
Die Hälfte des Teiges mit 2 EL Kakao und 2 EL Wasser verkneten

Beide Teige gleichmäßig dick ausrollen und übereinander legen und leicht andrücken. Von einer Seite her aufrollen und in Scheiben schneiden.
Die Plätzchen auf das Blech (mit Backpapier) legen und
bei 160 Grad ca. 12 Minuten backen.

Lebkuchen
70 g geschmolzene Butter
3 Eier
130 g gemahlene Mandeln
70 g Eiweiß
40 g Kakao
1 Backaroma-Vanille
3 TL Lebkuchengewürz
1 TL Natron
4 EL flüssigen Süßstoff
Festen Teig kneten und flache Kekse formen
Man kann auch Formen ausstechen.
Bei 180 Grad ca. 25 Minuten backen.

Schokoladencreme ohne viel Fett
200 g Magerquark
4 Eiweiß
1 TL Kakao
1-2 EL Mineralwasser
2 EL flüssigen Süßstoff
Den Magerquark, Kakao, Mineralwasser und Süßstoff zu einer dicklichen Masse rühren. Das Eiweiß mit einer Prise Salz steif schlagen und in 2-3 Portionen unter den Quark heben.
In 4 Schälchen füllen und für 40 Minuten in den Kühlschrank stellen. Achtung: Nach ca. 4-5 Stunden verflüssigt sich das Eiweiß am Boden wieder.

Trauben-Quark-Gratin
3 Eier
1/2 EL Zitronensaft
100 g Quark
200 g Trauben
4 TL flüssiger Süßstoff
1 Backaroma-Vanille
Für die Quarkmasse die Eier trennen. Eigelbe und Süßstoff schaumig rühren. Zitronensaft sowie der Quark untermischen.
Eiweiß steif schlagen. Backaroma-Vanille zugeben und zu einer festen Masse schlagen.
Vorsichtig unter die Quarkmasse ziehen.
Eine Auflaufform einfetten und die Quarkmasse einfüllen.
Trauben waschen, halbieren, entkernen und in die Quarkmasse legen.
Bei 175 Grad ca. 20 - 30 Minuten backen.

Nutella-Ersatz!
200 ml Sahne
2 EL Kakao
60 g gemahlene Hasel-Nüsse
60 g geschmolzene Butter
4 EL flüssigen Süßstoff
Butter schmelzen und mit den Zutaten vermischen.
Im Kühlschrank ca. 3-4 Tage aufbewahren.

Ruccola-Walnuss-Quark
500 g Quark
50 g Ruccola
15 Walnusshälften (aus der Tüte)
Salz, Pfeffer,
1 TL flüssigen Süßstoff
Quark mit Wasser cremig schlagen und mit Salz, Pfeffer und Süß-

stoff würzen.
Ruccola waschen und in dünne Streifen schneiden,
Walnüsse in Stückchen brechen.
Alles vermischen und ein paar Stunden durchziehen lassen.

Marmelade!
600 g Obst (Beeren, Birnen, Trauben)
1 Päckchen Argatine (ist die Alternative zur tierischen Gelatine)
6 Essl. flüssigen Süßstoff
Pürierte Obst-Masse in einen Topf geben, Argatine hinein rühren und mit Süßstoff abschmecken.
Rührend 2 bis 3 Minuten aufkochen, in Gläser abfüllen und abkühlen lassen. Im Kühlschrank ist die Masse in ca. 2 - 3 Std. fest.
Agartine ist ein rein pflanzliches Geliermittel, das aus Algen gewonnen wird.

Pudding
500 ml Sojamilch
60 g Kokosflocken
1/2 TL Zimt
2 EL flüssigen Süßstoff
1 1/2 EL Eiweißpulver
1 Backaroma-Vanille
Alles gut miteinander vermischen und in einem Topf erwärmen.
Gelatine (für ½ Liter oder die fertige Gelatine) ausdrücken und in die erhitzte Flüssigkeit geben und mit dem Schneebesen solange rühren, bis sie sich vollständig aufgelöst hat.
In Schälchen füllen und ca. 4-5 Stunden in den Kühlschrank stellen.

Amaretto-Eis
400 ml. Sahne
200 g Schmand
50 ml Kondensmilch (7,5%)
1 Schnapsglas voll Amaretto (nicht für Kinder)
3 - 4 EL Eiweißpulver
1 Backaroma-Vanille
½ Backaroma-Bittermandel
3 - 5 TL flüssigen Süßstoff
50 g gemahlene Mandeln anrösten, bis sie leicht braun sind und unter die Masse rühren.
Alle Zutaten mit dem Schneebesen verrühren und ab in die Eismaschine oder ca. 5 - 6 Stunden frosten.

Eis-Sorbet
1 Pack gefrorene Beeren
1 Becher Sauerrahm
1/2 Becher Joghurt
2 EL flüssigen Süßstoff
gefrorene Früchte im Mixer pürieren. Alle Zutaten vermischen. Kann man ein paar Tage einfrieren, aber nicht länger als eine Woche. ca. 1/2 Stunde vor dem Verzehr raus nehmen

Erdbeer-Eis
500 g Erdbeeren
Saft einer Zitrone
4 EL flüssigen Süßstoff
500 g Sahnequark
Erdbeeren pürieren, Quark untermischen. In einer Plastikdose ca. 5 Stunden frosten.
15 Minuten vor dem Verzehr raus nehmen.

Buttermilch-Eis
500 ml Buttermilch
4 EL flüssigen Süßstoff
250 ml Schlagsahne
Abgeriebene Zitronen-Orangeschalen
Buttermilch, Sahne, Süßstoff und fein abgeriebene Schale von je einer halben Zitrone und Orange vermischen und gut durchkühlen lassen. Dann in die Eismaschine geben und warten bis die Masse cremig fest ist. Oder 4 – 5 Stunden einfrieren.

Mokka-Eis
250 g Quark
2 Eigelb
4 EL flüssigen Süßstoff
3 TL löslichen Kaffee
Verrühren, bis sich der Kaffee aufgelöst hat
125 g Sahne
1 Eiweiß
½ Backaroma-Vanille
Sahne steif schlagen, Eiweiß steif schlagen und zusammen verrühren.
Nun die Quark-Masse und Sahne-Masse schichtweise einfüllen.

Schoko-Eis
6 Eier
3 TL Kakaopulver
250 g Sahne
4 EL flüssigen Süßstoff
3 Spritzer Backaroma-Rum
Eier trennen und Eiweiß steif schlagen
Sahne steif schlagen
3 Eigelb, Kakao, Süßstoff, Backaroma-Rum aufschlagen, vorsichtig 1/3 steifes Eiweiß unterheben, vermischen und das restliche Ei-

weiß unterheben und die Sahne zum Schluss.
In 7 kleine Einfrierdöschen füllen und in dem Eisschrank ca. 4 Stunden frieren.

Raffaelos
125 g Kokosfett
125 g Butter
250 g Kokosflocken
1 Fläschchen Backaroma-Bittermandel
4 EL flüssigen Süßstoff
50 ml Sahne 30%
Fett und Butter zum Schmelzen bringen. 150 g Kokosflocken, Backaroma-Bittermandel, Sahne und Süßstoff unterrühren. Abkühlen lassen.
Wenn die Masse fast fest ist, Kugeln formen und in den restlichen Kokosflocken wälzen. Im Kühlschrank aufbewahren.

Pralinen
100 g Schokolade 85% Kakaoanteil
30 g Macadamianüsse
200 g Mascarpone
30 g Kakao
4 EL flüssigen Süßstoff
10 ml Rum,
4 Tropfen Backaroma-Vanille
Schokolade schmelzen, ca. 30 Pralinenkapseln damit auspinseln, über Kopf auslaufen und vollständig aushärten lassen.
Mascarpone, Kakao, Rum, Süßstoff, Vanillearoma verrühren,
Jede Kapsel mit einer Nuss füllen, und mit Mascarponecreme füllen Im Kühlschrank fester werden lassen. Dann die Papierkapsel abziehen und im Kühlschrank aufbewahren.
Es schmeckt auch mit Mandeln, Haselnüssen, Walnüssen.

Zitronen-Mousse
2 Eier
200 ml Sahne
2 Zitronen
2 Blatt Gelatine
4 EL flüssigen Süßstoff
Gelatine in kaltem Wasser einweichen, Eigelb und Süßstoff schaumig schlagen
1/2 Zitrone raspeln und den Saft hinzu geben.
Gelatine rausnehmen, Wasser ausdrücken, in einer kleinen, warmen Schale mit 3 TL heißem Wasser rühren bis sie ganz flüssig ist.
Unter Rühen zu der Ei-Masse geben und kühl stellen.
Ab und zu rühren.
Nach ca. einer halben Stunde (Crème ist noch flüssig) das Eiweiß und später die Sahne sehr steif schlagen und sorgfältig unter die Crème heben. 4 Stunden kühl stellen

Schokolade selbst gemacht
250g Kokosfett
50 g Kakaopulver
20 g gemahlene Haselnüsse
5 EL flüssigen Süßstoff
ein paar tropfen Backaroma-Mandel
In Pralinen-Förmchen einfüllen.
2-3 Stunden in den Eisschrank

Götterspeise
1/2 Liter Tee mit 5 Tee-Beuteln kochen
9 Minuten ziehen lassen
5 TL flüssigen Süßstoff
1 Päckchen gemahlene Gelatine auflösen
Kühl stellen.

Knabberersatz
Mandeln, Erdnüsse, Schokolade ab 75% Kakaoanteil,

Käsechips:
Backpapier auf Tellergröße schneiden. Die Käsescheiben in Stücke schneiden und auf dem Backpapier verteilen aber nicht zu eng legen, da der Käse auseinander läuft.
Dann für 4 Minuten bei 800 Watt oder 900 Watt in der Mikrowelle backen.

Bacon-Chips:
1 Pack Bacon
Ein langer Streifen in 5 Stücke schneiden und auf das Küchenkrepp (2 Lagen) legen.
In der Mikrowelle so lange drin lassen, bis der Bacon nicht mehr knistert
ca. 3 - 4 Minuten bei 900 Watt

Pina-Colada-Creme
500 g Quark
5 TL Kokosraspel
2 TL Ananas-Sirup KH frei
einige Tropfen Backaroma-Rum
Alles gut mischen und im Kühlschrank aufbewahren.

Zimtapfel mit Nüssen
2 säuerliche Äpfel
1 EL Zitronensaft
2 EL gehackte Haselnüsse
1 EL Butter
2 TL Zimt
300 g Natur-Joghurt
4 EL flüssigen Süßstoff

Die Äpfel schälen, vierteln und das Kerngehäuse entfernen. Die Viertel quer in feine Blättchen schneiden. Sofort mit Zitronensaft beträufeln.
Die Haselnüsse in einer beschichteten Pfanne ohne Fett goldgelb rösten und beiseite stellen. Die Butter in der Pfanne schmelzen und die Äpfel darin unter Rühren anbraten. Mit Zimt bestäuben.
Die Zimtäpfel unter den Joghurt heben, und mit Süßstoff süßen.
Mit Haselnüssen bestreuen.

Kokoskonfekt
75 g geschmolzene Butter
175 g Kondensmilch
200 g Kokosraspel
Die Kokosflocken zu der erkalteten Butter geben und vermischen. Die Kondensmilch zugeben und weitere 10 Minuten unter ständigem Rühren erhitzen. Den Topf vom Herd nehmen und die Kokosmischung etwas abkühlen lassen. Die abgekühlte Masse zu langen Blöcken formen und diese in gleich große Rechtecke schneiden. Etwa 1 Stunde auskühlen lassen, dann servieren.

Mascarponecreme mit Ananas und Nüsse
200 g Mascarpone
20 g Eiweißpulver
25 g Buttermilch
50 g Kokosflocken
einen Spritzer Zitronensaft
150 g Milch
100 g grob gehackte Nüsse (Haselnuss?)
1 Scheibe Ananas (die gibt es auch in der Dose ohne Zucker)
mit 2 EL flüssigen Süßstoff. Mascarpone mit den Flüssigkeiten verrühren, dann Nüsse, Kokosflocken und klein geschnittene Ananas unterrühren.

After-Eight-Schokolade
50 g Schokolade, 99% Kakaohaltig
50 g Palmin
1 Backaroma-Vanille
50 ml Sahne
5 Tropfen Pfefferminzeöl (aus der Apotheke)
3 EL flüssigen Süßstoff
Schokolade und Palmin zum schmelzen bringen und die übrigen Zutaten unter rühren. Das Ganze dann in eine Schokoladenform gießen und im Kühlschrank erkalten lassen.

Grapefruitschale mit Nüssen
1 große rosa Grapefruit
150 g Quark
2 EL gehackte Nüsse
3 EL flüssigen Süßstoff
150 g säuerlicher Apfel
Die Grapefruit halbieren. Die Fruchtfilets zwischen den Trennhäutchen herauslösen. Dabei den Saft auffangen. Die Trennhäutchen herausschneiden, so dass zwei Schälchen entstehen.
Den Quark mit dem Grapefruitsaft, den Nüssen und Süßstoff verrühren. Den Apfel waschen, trocken tupfen, vierteln und das Kerngehäuse entfernen. Die Viertel quer in feine Stückchen schneiden und unter den Quark heben. Den Apfelquark in die Grapefruitschalen füllen und die Fruchtfilets darauf anrichten.

Herzhafter Brotaufstrich
200 g Schmand
400 ml Sahne (oder: 200 ml Sahne und 200 ml Joghurt)
500 g Magerquark
Knoblauch, Pfeffer, Salz, Kräuter
Alles gut mit dem Schneebesen verrühren. Knoblauch, Pfeffer, Salz und Kräuter dazugeben. Das Ganze mit dem Schneebesen cremig

rühren. Die cremige Masse in den Siebservierer mit Siebeinsatz geben. 1 Tag bei Zimmertemperatur und 2 Tage im Kühlschrank abgedeckt stehen lassen. Nach dem 3. Tag die Masse aus dem Siebeinsatz nehmen. Jetzt hat man einen Super-Frischkäse. Die Molke, die sich unter dem Siebeinsatz sammelt, kann für Salatdressing genutzt werden.

Wurstsalat
750 g Wurst (egal welche Sorte) klein schneiden
6 Eier (gekocht) klein schneiden
4 Tomaten klein schneiden
8 große saure Gurken (mit Süßstoff gesüßte Gurken)
1 kleines Glas Majo (keine magere wegen den KH)
1 große Zwiebel klein schneiden
2 Paprika klein schneiden
Pfeffer, Salz, Essig, Öl (2 Esslöffel), getrocknete Petersilie.
Alles gut mischen und kühl stellen.

Überbackener Blumenkohl (oder anderes Gemüse)
Blumenkohl kochen (ca. 20 Minuten)
in eine Auflaufform legen
Hackfleisch braten mit Paprika, Zwiebeln, 1 Möhre, vielleicht noch ein paar Tomaten
Tomatenmark, Currygewürz, Pfeffer, Salz, Paprika, Oregano
1 Becher Sahne
Den Blumenkohl mit dem Hackfleisch übergießen und mit Käse (egal welchen) im Backofen so ca. 200 Grad - ca. 45 Minuten backen.

Gefüllte Tomaten mit Thunfisch
große Tomaten aushöhlen
Thunfisch aus der Dose (egal welcher, Thunfisch ist sehr gut für den Blutzuckerspiegel)
damit füllen
fertig.
Dazu Salat oder vielleicht das Körnerbrot mit Butter drauf.

Gefüllte Paprika
Vorsichtig bei den Paprika oben den Deckel abschneiden, die Kerne im Inneren entfernen und waschen
Das Hackfleisch (roh) in eine Schüssel geben, 1 Ei dazu, Gewürze, vielleicht klein gehackte Zwiebeln und mit einer Gabel die Paprika füllen.
Entweder in einer Pfanne Paprika auf mittlerer Stufe anbraten, dann Deckel drauf, ca. 40 Minuten Garen.
oder sie in eine Auflaufform schichten, Käse drauf und im Backofen ca. 45 - 50 Minuten backen.

Falsche Kartoffelpuffer
1 Kohlrabi
1 Möhre
1 Zwiebel
Alles klein hexeln in der Küchenmaschine
1 Ei und Gewürze unter die Masse
1 Esslöffel Sesam
in der Pfanne Kohlrabi-Puffer backen.

Moussaka ohne Kartoffeln
500 g Auberginen
Olivenöl (oder anderes Öl)
500 g Hackfleisch
2 Zwiebeln, in Ringe schneiden
1 Knoblauchzehe auspressen
1 EL Tomatenmark
400 g Pizzatomaten aus der Dose
Salz, Pfeffer, Curry
250 ml Sahne
2 Eier
100 g geriebenen Parmesan-Käse
Zubereitung:
Auberginen in Scheiben schneiden, auf einem Brett ausbreiten und mit Salz bestreuen und 30 Minuten Wasser ziehen lassen, Danach mit einem Küchenpapier abtupfen.
Hackfleisch in Olivenöl schön braun anbraten. Zwiebelringe und Knoblauch dazugeben.
Wenn die Zwiebeln glasig sind, Tomatenmark und die gewürfelten Tomaten hinzugeben. Alles zugedeckt 15 Minuten auf kleiner Stufe braten.
Mit den Gewürzen abschmecken.
Hackfleischsoße aus der Pfanne nehmen und die Auberginen in Olivenöl goldbraun braten.
Eine Auflaufform mit Butter aus pinseln und die Hälfte der Hackfleischfüllung auf dem Boden verteilen. Die Auberginenscheiben darauf verteilen und die zweite Hälfte der Füllung darauf geben.
Sahne, Eier und Gewürze mit einem Schneebesen mischen und den geriebenen Käse dazugeben. Diese Mischung über die Moussaka geben.
Bei 180 Grad im vor geheizten Backofen für ca. 40 Minuten backen.

Pilzpfanne
200 g Pilze (Austernpilze oder Pfifferlinge oder?)
100 g gekochten Schinken, würfeln
3 Scheiben Käse
Salz, Pfeffer, Cayennepfeffer, Curry, etwas Paprika
Pilze und Wurst-Würfel in wenig Öl heiß anbraten (das ist wichtig, sonst werden sie total matschig), salzen und pfeffern. Nach ca. 2 Minuten den Käse obendrauf geben, die Herdplatte niedriger stellen und den Käse schmelzen lassen. Umrühren, fertig!

Spargel-Schinken-Röllchen
10 Scheiben Kochschinken
10 Scheiben Käse
4 Eier
100 ml Sahne
200 g geriebener Käse
1 großes Glas Spargel
Salz, Pfeffer, Curry, Paprika, Knoblauchpulver
Auf die Schinkenscheiben die Käsescheiben und 2-3 Spargel legen und zu Röllchen einwickeln und in eine Auflaufform geben.
Die Eier verquirlen, einen kleinen Schuss Sahne dazu geben und würzen, über die Röllchen gießen.
Den geriebenen Käse darüber streuen und bei 180 Grad ca. 20-25 Minuten in den Backofen.

Herzhafte Hackfleisch-Muffins:
1 TL Öl
1 Zwiebel
1 Knoblauchzehe
1 roter Paprika
150 g Champignon
1 Bund Petersilie

100 g Käse
2 Eier
400 g Hackfleisch
1 Messerspitze Chilipulver
1 TL Senf, Salz und Pfeffer
1 Spritzer Zitronensaft
Den Backofen auf 190 Grad vorheizen und eine Muffin-Form gut mit Öl einfetten. Zwiebel und Knoblauch würfeln. Die Paprika und die Pilze putzen und beides in Würfel schneiden. Die Petersilie waschen, trocken schleudern und hacken. Käse in Stücke schneiden. Alles mischen, in die Muffin-Form geben und 40 Minuten backen. (oder 30 Minuten backen, ausholen, mit Käse überbacken)

Meine Hackpfanne:
500 g Hackfleisch
3 Zwiebel in Scheiben schneiden
1 Bund Radieschen vierteln
1 Aubergine in Würfel schneiden
Alles zusammen mit 1 TL Olivenöl bei niedriger Temperatur braten und würzen mit Salz, Pfeffer usw.
(Die Radieschen schmecken ähnlich wie Kartoffeln)

Putenroulade
500 g Putenschnitzel
9 Scheiben Leerdammer-Käse
9 Scheiben gekochten Schinken
1 Dose Pizzatomaten
1 Becher Brunch (oder Mascarpone)
Putenschnitzel würzen
Je mit einer Scheibe Käse, Scheibe Schinken belegen.
Fleisch zu einer Roulade rollen und in ganz wenig Öl (vielleicht Butterschmalz) zart anbraten.
Das Fleisch in eine Auflaufform legen.

Tomaten und Brunch miteinander vermischen, evtl. noch nach Geschmack würzen.
Anschließend über das Fleisch geben.
Die Form mit Alufolie abdecken
Bei 175 Grad ca. für 40 Minuten in den Backofen.

Lachsfilet mit Garnelen
400 g gefrorene Garnelenschwänze
400 g gefrorener Lachsfilet
ein paar Spritzer Zitronensaft
Gewürze nach Wahl
250 ml Sahne
60 g Frischkäse
80 g Zucchini
200 g frische Tomaten
200 g geriebenen Käse
5-6 Knoblauchzehen
1 Suppenwürfel
Garnelen und Lachs auftauen lassen. Mit Zitronensaft würzen.
Den Lachs schön knusprig anbraten, herausnehmen und in eine Auflaufform legen.
Garnelenschwänze in die Pfanne geben und braten.
Sobald diese Wasser ziehen, den Knoblauch, Sahne, Gewürze und Suppenwürfel hinzugeben
ca. 10 Minuten leicht einkochen lassen.
Den Frischkäse mit etwas Wasser (oder Sahne) verrühren und in die Form geben.
Nun die Zucchini in der Pfanne ein wenig anbraten und zum Fisch geben. Dann den geriebenen Käse darüber geben.
Zum Schluss mit dicken Tomatenscheiben verzieren.
Backen auf ca. 180 Grad ca. 20 Minuten (bis der Käse verlaufen ist)

Kürbis-Currysuppe
1 Kürbis
2 Suppenwürfel (oder mehr)
1 Möhre klein schneiden
2 Zwiebeln
1 Dose Kokosmilch
1 Schuss Orangensaft
Gewürze, viel Curry!
Ein paar Löffel Schmand
Kürbis aushöhlen, Kürbisfleisch zur Seite stellen.
Kürbisfleisch, Zwiebeln und Möhre mit Gemüsebrühe, Gewürze und einem Schuss Orangensaft zum kochen bringen und 1 Dose Kokosmilch dazu geben. Alles pürieren und mit den Gewürzen abschmecken
In jeden Suppenteller auf die Suppe einen Löffel Schmand geben.

Spinat-Käse-Omelette
1 Zwiebel fein würfeln
2 TL Olivenöl in der Pfanne dünsten
4 Eier
3 EL aufgetauter Spinat
etwas Petersilie, Salz, Pfeffer, wenig Muskatnuss
4 EL Mineralwasser
alles miteinander verrühren
Zu einem Omelette backen
4 EL geriebenen Käse darüber streuen und kurz schmelzen lassen.

Kalter Geflügelsalat mit Ananas
500 g Geflügel in Streifen schneiden
3 Scheiben Ananas (oder aus der Dose –ohne Zucker-)
Oder man kann auch Trauben nehmen.
200 g Pilze

5 hart gekochte Eier
2 EL saure Sahne
3 TL Mayonaise
Chiligewürz, Curry, Salz, Pfeffer
Geflügel mit den Gewürzen scharf anbraten und durchgaren. In einer Schüssel mit der Mayonaise, und den anderen Zutaten vermischen.

Schafskäse mit Ruccola
300 g Schafskäse
100 g Speck (dünne Scheiben)
Ruccola
Parmesan-Käse
Ruccola waschen und mit Balsamiko-Essig und Olivenöl anrichten und auf die Teller verteilen. Mit einer groben Käsereibe den Parmesan-Käse drüber streuen.
Den Schafkäse in Würfel schneiden und mit Speck umwickeln. In heißem Öl kurz anbraten und wenden, bis der Speck auf beiden Seiten angeröstet ist.
Ruccola-Salat mit den Schafskäsewürfeln garnieren.

Thunfischsalat
1 Dose Thunfisch
ein paar Oliven
ein paar Kapern
1 Zwiebel klein würfeln
2 EL Olivenöl
ein paar Spritzer Zitronensaft
Salz, Pfeffer, Curry, wenig Chilipulver
Thunfisch ins Sieb geben, abtropfen lassen. Oliven in Scheibchen schneiden, Zwiebeln, Kapern, Zitronensaft, Olivenöl, und Gewürze unter den Thunfisch heben.
Dazu Salat servieren.

Brokkoli-Salat (kalte Speise)
500 g Brokkoli
1 Becher Schmand
1 Becher Sahne,
Pfeffer, Salz, Petersilie
1 Spritzer Zitronensaft
1 Paprika
200 g gekochten Schinken (oder andere Wurst)
Brokkoli in Salzwasser kurz kochen, abkühlen lassen.
Schmand, Sahne und Gewürze hinzu geben.
Die Paprika würfeln und in Butter leicht schmoren.
Abkühlen lassen und unter die Schmand-Masse rühren und über den Brokkoli geben.
Den Schinken in Würfel schneiden und dazugeben.
Einmal gut durchrühren und im Kühlschrank ein paar Stunden ziehen lassen.

Blumenkohl-Salat
1 kleiner Blumenkohl
1 kleine Salatgurke
2 Paprika
1 Zwiebel, 3 Scheiben gekochten Schinken
Kräuter, Salz, Pfeffer, etwas Essig, Öl
Blumenkohl in Röschen teilen und bissfest dünsten. Paprika und Schinken in Streifen schneiden, Zwiebeln in Ringe schneiden und Alles mit dem Dressing gut mischen.

Marokkanischer Kohlsalat
1 kleiner Weißkohl
4 Zwiebeln
2 EL Öl
2 EL Essig
3 EL Sesamkerne

Salz, Pfeffer,
1 TL Senf
1 TL flüssigen Süßstoff
Alle Zutaten klein würfeln.
Den Kohl, die Gewürze und die Zwiebeln mit Öl und Essig mischen und kalt stellen.
Kurz vorm Servieren die Sesamsamen zugeben und den Salat nochmals vorsichtig mischen.

Sauerkrautsalat mit Eiern
350 g Sauerkraut (oder eine Dose)
150 g Salatgurke
2 Tomaten
1 Zwiebel
2 EL Essig
4 EL Öl
Salz, Pfeffer
1 TL Senf
1 TL flüssigen Süßstoff
5 hart gekochte Eier
Petersilie
Das Sauerkraut auseinander zupfen und klein schneiden. Die Gurken schälen und in kleine Würfel schneiden. Die Tomaten kurz mit heißem Wasser brühen, die Haut abziehen und würfeln. Die Zwiebel in dünne Ringe schneiden.
Aus dem Essig und dem Öl eine Marinade mischen, mit Salz, Pfeffer, Senf und Süßstoff kräftig abschmecken. Das Kraut, die Gurken, und die Tomaten in einer Salatschüssel mischen und die Marinade unterheben.
Die Eier pellen und grob würfeln. Die Kräuter fein hacken und mit den Eiern mischen.
Den bunten Sauerkrautsalat anrichten und das Kräuter-Ei-Gemisch darauf streuen.

Weißer Bohnen-Salat
1 große Zwiebel
3 Knoblauchzehen
250 g Cherry-Tomaten
3 EL Olivenöl
2 EL Weißwein
1 Dose weiße Bohnen (ca. 400 g)
1 Zweig Rosmarin
2 Stiele Thymian
2 Stiele glatte Petersilie
Salz, Pfeffer
Zwiebeln, Knoblauch fein würfeln. Tomaten abspülen.
Das Olivenöl in einem flachen Topf erhitzen, Zwiebeln und Knoblauch darin bei mittlerer Hitze unter Rühren dünsten. Tomaten im Ganzen dazugeben und 5 Minuten mitdünsten. Die Bohnen kalt abspülen und dazugeben. Ca. 4 Minuten erhitzen.
Kräuter fein hacken, zu den Bohnen geben, salzen und pfeffern.
Vor dem Servieren mit etwas Olivenöl beträufeln.

Hackfleisch mit Joghurt
500 g Hackfleisch
250 g Naturjoghurt
2 Tomaten, 3 Essiggurken, 1 Zwiebel, 1 Apfel – alles klein schneiden.
1 EL Tomatenmark
Salz, Pfeffer
Alles in einer Schüssel vermischen mit etwas Öl in die Pfanne und die Masse bei laufendem Rühren gar werden lassen.
Mit grünen Bohnen oder anderem Gemüse servieren.

Seeteufel
600 g Seeteufelfilet
3 EL Zitronensaft

Salz, Pfeffer, etwas Curry
1 Knoblauchzehe
100 g gemahlene Mandeln
3 EL Oliven-Öl
150 ml Weiß-Wein
2 Zwiebeln
100 ml Fischfond
100 ml Sahne
60 g gehackte Mandeln
Den Fisch waschen und trocken tupfen. Mit Zitronensaft beträufeln und würzen.
Die gemahlene Mandeln in einer beschichteten Pfanne ohne Fett unter Rühren bei kleiner Hitze leicht rösten und in eine Schüssel füllen.
Das Olivenöl in der Pfanne erhitzen und den Fisch darin ca. 6 Minuten anbraten, einmal wenden. Mit Wein, Fischfond und Sahne ablöschen und 4 – 5 Minuten köcheln lassen. Mit Salz und Pfeffer abschmecken. Knoblauch und Zwiebeln in Würfeln schneiden und im restlichen Öl in einer zweiten Pfanne anbraten, gehackte Mandeln zugeben, in 2 bis 3 Minuten goldbraun braten. Fisch mit der Mandelsoße anrichten, den Mandel-Zwiebel-Mix darüber geben.

Ochsenschwanz
1 kg Ochsenschwanz
2 Zwiebeln
1 Knoblauchzehe
1 Möhre
1 Stück Sellerie
1 Essl. Senf
1 EL Tomatenmark
½ Liter Rot-Wein
2 Suppenwürfel

Salz, Pfeffer
Ochsenschwanz in Öl kräftig anbraten und die gehackten Zwiebel, Möhre, Knoblauch und den Sellerie dazu; glasig dünsten. Tomatenmark, Gewürze, Brühwürfel und Senf zugeben und unterrühren.
Mit dem Wein ablöschen. Ein wenig Wein zurückbehalten.
2,5 Stunden schmoren lassen.
Ochsenschwanz herausnehmen und den Knochen entfernen.
Für die Saucenbindung, den Sud mit dem Pürierstab fein pürieren.
Ochsenschwanzstücke wieder hinzu geben und noch mal erhitzen.
Den restlichen Rotwein dazu geben.

Quark-Gnocci
300 g Magerquark
20 g Sojamehl, 150 g Kichererbsenmehl,
2 Eigelbe, 100 g gerieben Parmesan, 1 Messerspitze Biobin (Johannisbrotkernmehl, ein Bindungsmittel), je 1 Bund Schnittlauch und Petersilie fein gehackt. Salz, Pfeffer, Muskat, evtl. Kurkuma.
Zu einem glatten Teig verkneten. Daumendicke Rollen formen und in 3 cm lange Teile schneiden. In kochendem Salzwasser 3-4 Minuten ziehen lassen. Butter leicht anbräunen, Gnocci mit dem Schaumlöffel herausnehmen, in der Butter schwenken.

Herzhafte-Eiweiß-Waffeln
200 g Kichererbsenmehl
2 Eier
2 TL Backpulver
150 ml Milch
Salz, etwas Pfeffer, Kräuter und Gewürze nach Geschmack
2 EL geriebenen Parmesan-Käse
Teig rühren und 30 Minuten ziehen lassen.
Waffeln ausbacken (oder Pfannkuchen!)

Kichererbsen-Pizza
250 g Kichererbsenmehl
3 TL Backpulver
½ TL Salz
250 g Quark
200 g weiche Butter
Backpulver und Salz gut in das Mehl mischen und zu einem glatten Teig durchkneten und ein paar Stunden im Kühlschrank kaltstellen. Backblech einfetten, Teig in der Mitte verteilen und gleichmäßig mit der Hand flachdrücken.
Boden mit 3 EL Olivenöl und Tomatenmark bestreichen.
Belegen wie eine Pizza mit Salami und Co.
Bei 200 Grad ca. 30 Minuten backen. Zum Einfrieren: Pizzaboden nur 10 Minuten backen! Folie zwischen die Pizzaböden legen und einfrieren. Tiefgekühlt belegen und gleich backen.

Falsche Kartoffelpuffer
400 g Kürbis
2 Zwiebeln
1 Möhre
2 Knoblauchzehen
Salz, Pfeffer, Muskat, einwenig Curry
2 Eier
40 g Kichererbsenmehl
Den Kürbis in kleine Würfel schneiden und salzen.
1 Stunde stehen lassen. Dann kräftig ausdrücken und mit Suppenpulver würzen.
Salz (bitte wenig), Pfeffer, Muskat und die gewürfelten Zwiebeln, Knoblauch und Möhre dazu geben. Dann die 2 Eier und das Kichererbsenmehl gut einrühren. Wenn es noch immer zu flüssig ist, kann man noch Kichererbsenmehl dazurühren.
Die Pfanne heiß werden lassen Öl hinein und die Puffer sehr flachdrücken. Auf beiden Seiten braun anbraten. Die Puffer erst wen-

den, wenn die Ränder zu bräunen beginnen sonst zerfallen sie leicht.

Scharfer Tofu
500 g Tofu
3 Zwiebeln
3 Knoblauchzehen
2 rote Paprika
1 grüner Paprika
3 cm frische Ingwerwurzel
1 TL Chilipulver, Salz, Pfeffer
250 g Hackfleisch
4 EL Öl
4 EL Sojasoße
4 EL Reiswein oder trockenen Sherry
150 ml Gemüsebrühe
2-3 EL Eiweißpulver
60 g geröstete Erdnüsse
Tofu pressen. Zwiebeln in dicke Scheiben schneiden, Knoblauch fein hacken, Paprika in Würfeln schneiden.
Geschälten Ingwer reiben.
Hackfleisch mit den Zwiebeln und dem Knoblauch im heißen Öl anbraten.
Den Paprika, Ingwer, Sojasoße, Reiswein und die Gemüsebrühe zufügen und zum kochen bringen. Tofu in 1,5 cm große Würfel schneiden, drunter mischen und alles noch 15 Minuten rühren und schmoren lassen.
Eiweißpulver in wenig Wasser glatt rühren und den Schmorfond damit binden.
Das Gericht abschmecken und mit den Erdnüssen bestreuen.

Tofu-Gnocci
250 g Tofu
100 g Vollkornmehl
100 g Kichererbsenmehl
1 EL Eiweißpulver
1Ei
1 Eigelb
Salz, Pfeffer, wenig Muskatnuss
2 EL gehackte Petersilie
400 ml Sahne
200 g Gorgonzola
2 EL Essig
Tofu in einem Tuch auspressen, mit Mehl, Ei, Eigelb, Salz und Petersilie in die Küchenmaschine geben und zu einem glatten Teig verarbeiten. Erst dann mit Muskat würzen.
Mit angefeuchteten Händen aus dem Teig walnussgroße Kugeln formen, mit einer Gabel flachdrücken und auf einer Platte 20 Minuten kühl stellen. Reichlich Salzwasser kurz aufkochen, die Gnocci hineinlegen und 6 Minuten ziehen lassen.
Für die Sauce:
Speckwürfel anbraten, die Sahne hinzu geben und um ein drittel einkochen lassen und den zerdrückten Käse darin schmelzen. Die Sauce mit Essig und Pfeffer abschmecken und über die zuvor in einem Sieb sehr gut abgetropften Gnocci gießen.

Käsetrüffel
300 g Weichkäse in Salzlake
100 g Blauschimmelkäse
4 EL Schmand
30 g Butter
4 EL Schnittlauchröllchen
Salz, Pfeffer, wenig Muskatnuss

1 Spritzer Zitrone
Zum Wälzen:
20 g gehackte Pistazien, oder: 20 g Leinsamen, oder: 20 g Sesam geröstet, oder: 20 g rosa Beeren.
Weichkäse und Blauschimmelkäse grob zerkleinern.
Die Käsestücke mit weicher Butter und Schmand gut vermengen und kräftig kneten. Schnittlauch zugeben und mit den Gewürzen abschmecken. Masse kaltstellen. Aus der Käsemasse kleine Kugeln formen und wahlweise wälzen, kaltstellen. Käsetrüffel mit Spießchen versehen und auf Glasplatte servieren.

Brotaufstrich „Elsässer Flammkuchen"
300 g Frischkäse
2 EL Sahne
Pfeffer, wenig Salz
100 g gewürfelten rohen oder gekochten Schinken
1 Zwiebel, würfeln
1 Knoblauchzehe, würfeln
Frischkäse mit Sahne und etwas Wasser cremig rühren und Pfeffer hinzu geben. Den Schinken, Knoblauch und die Zwiebel in einer Pfanne mit wenig Öl bei niedriger Temperatur leicht andünsten und zu dem Frischkäse geben und vermischen. Ziehen lassen.

Salatgurke mit Nusscurry
2 Salatgurken
1 rote, 1 gelbe Paprika
2 Zwiebel
1 Knoblauchzehe
5 entsteinte schwarze Oliven
2 EL Rapsöl
3 TL Currypulver
2 TL Zitronensaft

Salz, Pfeffer
3 EL gehackte Walnüsse
150 g Frischkäse
Gurken schälen, längs halbieren, Kerne herausschaben und in etwa 2 cm lange Stücke schneiden. Paprikaschoten, Zwiebeln und Knoblauch würfeln und in Öl dünsten.
Die Gurkenstücke unterrühren und ca. 5 Minuten bissfest schmoren. Mit Curry bestreuen und mit Zitronensaft, Salz und Pfeffer abschmecken.
Die Walnüsse und den Frischkäse unterziehen und mit den Oliven bestreuen.

Käse-Thunfisch-Salat
300 g Gouda (oder einen anderen Käse)
1 Zwiebel klein schneiden
1 gelbe, 1 rote Paprika klein würfeln
300 g Thunfisch aus der Dose
4 harte Eier
etwas Senf, etwas Mayonaise
Alles klein hacken, den Thunfisch abtropfen lassen, Senf und Mayonaise verrühren und drunter heben.

Feta mit Orangen-Ruccola-Salat
1 Orange
150 g Feta
1 Zwiebel
2 Knoblauchzehe
5 schwarze entsteinte Oliven
1 EL Zitronensaft
Salz, Pfeffer
1 EL Olivenöl
Den Ruccola waschen und säubern.
Die Orange, Oliven und den Feta in Scheiben schneiden. Die Zwie-

bel und den Knoblauch würfeln.
Den Ruccola auf einen Teller ausbreiten. Orangen und Feta-Scheiben darauf anrichten. Mit den Oliven und Zwiebelwürfeln belegen.

Den abgetropften Orangensaft, Zitronensaft, Salz, Pfeffer und Olivenöl verquirlen, über den Salat träufeln.

Räucherlachs mit Senf-Dill-Soße
Senf-Dill-Soße
3 EL mittelscharfen Senf mit
ein paar Spritzern Süßstoff verrühren
3 EL Olivenöl dazu
2 EL Essig
1 Päckchen gefrorenen Dill
Dazu Räucherlachs reichen

Salatgurke überbacken
3 Salatgurken oder Zucchini
500 g Hackfleisch
2 Zwiebeln
2 Knoblauchzehen
200 g geriebenen Gouda (oder anderen Käse)
Pfeffer, Salz, Curry, Paprika, wenig Chili
Die Gurken halbieren und aushöhlen.
Zwiebeln und das Innere der Gurke würfeln und zum Hackfleisch geben. Würzen und mischen.
Die Gurke mit der Mischung füllen und mit Käse bestreuen.
In eine Auflaufform legen, etwas Sahne dazu geben und für ca. 35 Minuten im Backofen bei 200 Grad überbacken.

Tomaten-Rührei mit Mozarella
5 Eier
4 Mozarella
3 große Tomaten
2 Knoblauchzehen
3 Zwiebeln
1 Dose Pilze
Salz, Pfeffer, etwas Curry
Pilze, Zwiebeln und Knoblauch würfeln. Pilze, Tomaten und Mozarella in Scheiben schneiden!
Zwiebeln und Pilze in der Pfanne anbraten. Später den Knoblauch hinzu geben. Eier in einer kleinen Schüssel verquirlen, würzen und über die Zwiebel-Pilzmischung geben. Stocken lassen.
Auflaufform mit Tomatenscheiben auslegen und das Rührei darüber verteilen, ein paar Tomatenscheiben drauf legen und dann den Mozarella drüber legen.
20 Minuten bei 180 Grad backen

Lachsforellenfilets
600 g gefrorener Blattspinat
2 Zwiebeln
1 EL Olivenöl
1 Suppenwürfeln
4 EL Sahne
2 Knoblauchzehen
400 g Lachsforellenfilets
ein paar Spritzer Zitronensaft
1 TL Salz
200 g geriebener Gauda
Spinat auftauen
Zwiebeln würfeln und in Öl dünsten. Spinat dazu geben
Suppenwürfel mit 80 ml heißem Wasser mischen, Frischkäse und gepressten Knoblauch dazu geben.

Backofen auf 200 Grad vorheizen!
Fisch mit Zitrone beträufeln und würzen, die Hälfte des Spinats in eine Auflaufform geben, und den Fisch darauf legen. Mit dem restlichen Spinat bedecken
Mit geriebenem Käse bestreuen.
Ca. 40 Minuten bei 200 Grad backen.

Hackfleisch mit Weiskraut (oder Chinakohl, Sauerkraut)
1 kg Weißkraut oder Chinakohl
600 g Hackfleisch
ca. 400 ml Wasser
1 EL Butter (zum Braten)
250 ml Sahne
1 Dose Tomaten
Gewürze nach Wahl!
Das Kraut in kleine Stücke schneiden und waschen, Hackfleisch würzen und anbraten, mit Wasser ablöschen und aufkochen lassen Das Kraut hinzufügen und auf kleiner Flamme ca. 20 Minuten köcheln. Sahne, 1 Dose Tomaten dazugeben und ca. 5 Minuten weiter köcheln lassen.

Quark-Gratin mit Trauben
6 Eier
1 TL Zitronensaft
250 g Quark
200 g Trauben
4 TL flüssigen Süßstoff
1 Backaroma-Vanille
Für die Quarkmasse die Eier trennen. Eigelb und Süßstoff schaumig rühren. Zitronensaft und den Quark untermischen.
Eiweiße steif schlagen. Backaroma-Vanille zugeben und weiter schlagen bis die Masse sehr fest ist. Vorsichtig unter die Quarkmasse ziehen. Eine Auflaufform einfetten und die Quarkmasse einfül-

len. Trauben waschen, halbieren, entkernen und in die Quarkmasse legen. Gratins ca. 30 Minuten bei 175 Grad backen.

www.naehrwertrechner.de / http://www.index-essen.de/

Kohlenhydratgehalt auf je 100 g:
Quelle: der Uni-Hohenheim

Frische Ananas	13,1
Apfel, geschält	12,4
Banane frisch	21,4
Birne frisch	12,4
Erdbeere frisch	05,5
Grapefruit frisch	08,9
Himbeere frisch	04,8
Johannisbeere rot frisch	07,3
Johannisbeere schwarz frisch	10,3
Kaki frisch	10,8
Kiwi frisch	10,8
Mandarine frisch	10,1
Mango frisch	12,8
Melone frisch	08,3
Mirabelle frisch	14,0
Nektarine frisch	12,4
Orange frisch	09,2
Pfirsich frisch	08,9
Pflaumen frisch	10,2
Rhabarber frisch	01,4
Sauerkirsche frisch	11,0
Stachelbeere frisch	08,5
Süßkirsche frisch	13,3
Wassermelone frisch	08,3
Weintrauben frisch	08,3
Zwetschge frisch	08,8
Aubergine frisch	02,5
Blattspinat frisch	00,6
Bleichsellerie frisch	02,2

Bleichsellerie gegart	01,9
Blumenkohl gegart	01,6
Bohnen grün gegart	03,2
Broccoli gegart	01,9
Chicoree frisch	02,3
Chinakohl frisch	01,2
Eisbergsalat frisch	01,6
Endivien frisch	00,3
Erbsen grün Konserve	09,8
Erbsen grün frisch gegart	12,6
Feldsalat frisch	00,7
Fenchel gegart	02,2
Paprika grün	02,9
Paprika rot	06,4
Grünkohl frisch gegart	01,6
Gurke frisch	01,8
Karottensalat Konserve	03,2
Kichererbsen getrocknet	47,8
Knoblauch frisch	28,4
Knollensellerie frisch	02,3
Kohlrabi gegart	02,8
Kopfsalat frisch	01,1
Löwenzahn frisch	09,1
Mohrrübe frisch	04,8
Mohrrübe gegart	03,6
Radicchio frisch	01,5
Radieschen frisch	02,1
Rettich frisch	01,9
Rosenkohl gegart	02,2
Rotkohl gegart	02,5
Sauerkraut gegart	00,6
Schwarzwurzeln gegart	01,2
Spargel gegart	01,6

Spinat gegart	00,5
Tomate frisch	02,6
Tomate Konserve	02,3
Weißkohl frisch	04,2
Zucchini gegart	02,0
Zuckermais	15,7
Zwiebeln frisch	04,9
Zwiebeln gegart	03,9

<u>Angaben aus dem Internet:</u>

Brötchen	50,0
Grahambrot	50,0
Knäckebrot	75,0
Pumpenickel	50,0
Roggenbrot	50,0
Weizenbrot	50,0
Weizenvollkornbrot	50,0
Zwieback	75,0
Salzstangen	75,0
Cornflakes	85,0
Haferflocken	85,0
Maisstärkemehl	85,0
Nudeln	25,0
Puddingpulver	85,0
Reis	25,0
Reisstärkemehl	85,0
Roggenmehl	75,0
Sojavollmehl	25,0
Weizengrieß	75,0
Weizenstärkemehl	85,0
Kartoffelknödelmehl	75,0
Kartoffelpuffermehl	75,0
Kartoffelpüreemehl	75,0

Kartoffelchips	45,0
Pommes frites	35,0
Kartoffel	25,0
Buttermilch	04,0
Joghurt mit 3,5% Fett	05,0
Joghurt mit 1,8% Fett	05,0
Joghurt mit 0,3% Fett	05,0
Kondensmilch mit 4,0% Fett	11,0
Kondensmilch mit 7,5% Fett	10,0
Kondensmilch mit 10,0% Fett	12,0
Vollmilch mit 3,5% Fett	05,0
Milch mit 1,8% Fett	05,0
Milch mit 0,3% Fett	05,0
Vollmilchpulver	40,0
Magermilchpulver	50,0
Cashewnusse	32,0
Erdnüsse	16,0
Haselnüsse	14,0
Kastanien (Maronen)	43,0
Kokosnuss	10,0
Mandeln	16,0
Paranüsse	07,0
Pistazien	16,0
Walnüsse	14,0
Macadamianüsse	04,7
Fruchtzucker (Fructose)	100,0
Sorbit	100,0
Xylit	100,0
Diabetiker-Konfitüre mit Zuckeraustauschstoffe und Süßstoff	32,0
Diabetiker-Konfitüre mit Zuckeraustauschstoff	50,0
Kakaopulver	38,0

Apfelsaft	12,0
Grapefruitsaft	10,0
Johannisbeersaft, rot	12,0
Johannisbeersaft, schwarz	13,0
Orangensaft	11,0
Zitronensaft	08,0
Karottensaft	06,0
Rote-Bete-Saft	10,0
Tomatensaft	04,0

Nachwort

Gesammelte Informationen:

Bei übergewichtigen Menschen funktioniert der Kohlenhydratstoffwechsel viel langsamer, aber man kann die Ernährung gut darauf einstellen.
Glukagon heißt das Hormon, das schlank macht.
Es öffnet wichtige Enzyme, die die Fettzellen aktivieren.
Wenn zuviel Insulin im Blut ist, kann das Glukagon nicht wirken.
Ohne das Glukagon kann das Fett in den Zellen nicht abgebaut werden.

Das Eiweiß ist sehr wichtig!
Es hat keinen Einfluss auf die Insulinproduktion der Bauchspeicheldrüse. Es erhöht nicht den Blutzucker.
Das Eiweiß wird benötigt zum Muskelaufbau und zur Bildung neuer Zellen.
Zum Beispiel wird bei einseitigen Diäten Muskelmasse statt Fettgewebe abgebaut.
Wenn der Körper das Eiweiß abbaut, dann braucht er Energie die er sich aus den Fettzellen holt.
Eiweiß macht satt!
Vorsicht: Eine einseitige eiweißreiche Ernährung steht im Verdacht ungesund zu sein.
Bei einem gesunden Menschen liegt der Blutzuckerspiegel etwa zwischen 70 und 110 mg/dl.

Heißhunger:
Wenn man kurz nach dem Essen einen starken Hunger nach Süßigkeiten verspürt, kann es sein, dass die Bauchspeicheldrüse während des Essens zu viel Insulin produziert hat.

Plötzlicher Anstieg: Hyperglykämie, eine Überzuckerung des Blutes.
Die Insulinproduktion senkt dann wieder den Blutzuckerspiegel ab und das Gehirn stellt eine Blutzuckerverringerung fest und teilt uns mit, dass Nerven, Gehirn und Blut mit Glukose unterversorgt sind.
Hypoglykämie, eine Unterzuckerung des Blutes.
Das Gehirn verlangt nach dem nächsten Essen!
So entsteht eine Kettenreaktion!

Der Darm:
Er ist ca. 8 bis 10 Meter lang und seine Oberfläche beträgt 300 Quadratmeter. Dort liegt zu ca. 70% unser Immunsystem.

Positive Gedanken:
Sie sind sehr wichtig! In allen Lebenslagen!
Diese Kraft der positiven (auch die negativen) Gedanken sind nicht zu unterschätzen.
Viele Kinder werden von den Erwachsenen geprägt, die ihre Kinder negativ beeinflussen in dem sie ihnen sagen:
-Das kannst Du doch nicht-
Sollte man stattdessen nicht sagen: Ich werde es versuchen!
Ganz mutige werden sagen: Das schaffe ich!
Und noch Mutigere sagen: Ich bekomme alles, was ich will!
Wenn man es nicht vorher probiert hat, kann man nie wissen, ob es klappt.

Die im Buch veröffentlichten Ratschläge wurden von mir sorgfältig geprüft.
Eine Garantie kann ich dennoch nicht übernehmen.
Ebenso ist die Haftung von mir bzw. des Verlages für Personen-, Sach- und Vermögensschäden ausgeschlossen.

Bücher, die im gleichen Verlag erschienen sind:
Jutta Schütz (www.juttaschuetz.de)
-Wunder brauchen Zeit-
(Belletristik)
ISBN: 978-3-940921-94-9

Kurze Inhaltsangabe:
Eine junge Frau verliebt sich in den Arbeitskollegen ihres Mannes. Dieser Mann vertraut ihr an, Transsexuell zu sein. Sie wehrt sich gegen ihre Gefühle für ihn und versucht gleichzeitig ihm zu helfen, seinen Weg zu finden.

tredition®

www.tredition.de

Über tredition

Der tredition Verlag wurde 2007 in Hamburg gegründet und ermöglicht Autoren das Publizieren von e-Books, audio-Books und print-Books. Autoren veröffentlichen ihre Bücher selbständig oder auf Wunsch mit der Unterstützung von tredition. print-Books sind in allen Buchhandlungen sowie bei Online-Händlern gedruckter Bücher erhältlich. e-Books und audio-Books können auf Wunsch der Autoren neben dem tredition Web-Shop auch bei weiteren führenden Online-Portalen zum Verkauf angeboten werden.

Auf www.tredition.de veröffentlichen Autoren in wenigen leichten Schritten ihr Buch. Zusätzlich bieten zahlreiche Literatur-Partner (das sind Lektoren, Übersetzer, Hörbuchsprecher und Illustratoren) ihre Dienstleistung an, um Manuskripte zu verbessern oder die Vielfalt zu erhöhen. Autoren können dieses Angebot nutzen und vereinbaren unabhängig von tredition mit Literatur-Partnern ihre Zusammenarbeit und partizipieren gemeinsam am Erfolg des Buches.